Carl Cederström & André Spicer
Das Wellness-Syndrom

Carl Cederström ist Assistenzprofessor für Organisationstheorie an der Stockholm Business School. Auf Deutsch erschien (zusammen mit Peter Fleming) »Dead Man Working. Die schöne neue Welt der toten Arbeit«, (Berlin 2013)
André Spicer hat eine Professur für Organisationsverhalten an der City University London und ist Gründungsdirektor des Think Tanks ETHOS. Zur Zeit arbeitet er an einem Buch über »Dummheit in Organisationen«.

Titel der Originalausgabe: »The Wellness Syndrome«, Cambridge 2015.

Edition
TIAMAT
Deutsche Erstveröffentlichung
Herausgeber:
Klaus Bittermann
1. Auflage: Berlin 2016

www.edition-tiamat.de
Druck: cpi-books
Umschlagentwurf: Felder Kölnberlin Grafikdesign
ISBN: 978-3-89320-205-8

Carl Cederström &
André Spicer

Das Wellness-Syndrom

Die Glücksdoktrin und der perfekte Mensch

Aus dem Englischen von
Norbert Hofmann

Critica
Diabolis
232

Edition
TIAMAT

Für Esther und Rita

Inhalt

Einführung

> »Heutzutage ein guter Mensch zu sein bedeutet nicht, die sündhaften Sehnsüchte des Körpers zu zügeln, das schwache Fleisch abzutöten, seinem Gewissen zu folgen und sich durch ständiges Beten auf den Abschied von diesem Leben hier unten vorzubereiten; es bedeutet, gut zu leben. Pech für jeden, der einen Tag ohne ein wenig Vergnügen verstreichen lässt!«
>
> Hervé Juvin, *L'Avènement du corps* (2006)[1]

Den Wellness-Vertrag unterschreiben

Als Studenten an der École Normale Supérieure hatten Sartre und seine engen Freunde über wichtigere Dinge nachzudenken als über ihr persönliches Wohlbefinden. Ein wohlmeinender Beobachter hätte ihre Ernährung als vielfältig beschreiben können: eine gewaltige Aufnahme schwer verdaulicher Bücher im Wechsel mit Laxativen, bestehend aus Zigaretten, Kaffee und Spirituosen. In einer von Absurdität bestimmten Welt gab es akutere Themen als das Perfektionieren des eigenen körperlichen Wohlergehens. Für Sartres Kreis hieß Student sein, sich promiskuitiv auf das Denken einzulassen und gedankliche Risiken einzugehen – nicht Zeit mit Diskussionen zu verschwenden, wie man richtig isst.

Einige Jahrzehnte später finden wir einen neuen Trend

an nordamerikanischen Universitäten. Um ihr Leben nach einem Image des Wohlbefindens zu gestalten, werden tausende Studenten überall in den USA aufgefordert, »Wellness-Verträge« zu unterschreiben. Man verpflichtet sich zu einem Lebensstil, der darauf abzielt, Körper, Geist und Seele zu verbessern. Wenn man an der University of Massachusetts Amherst den »Campus Wellness Contract« unterzeichnet, verspricht man, »ein alkohol- und drogenfreies Leben zu führen«. Man bekommt dann einen Vorgeschmack dessen, was solche Verträge »eine ganzheitliche Einstellung zum Leben« nennen. Aber man muss auch etwas zurückgeben, nämlich sich »positiv zur Gemeinschaft« verhalten, »unterschiedliche Motivationen für die Wahl dieser Lebensoption« respektieren, an Gemeinschafts-Events teilnehmen und keinen Alkohol oder andere Drogen besitzen. Und natürlich hat man »die Philosophie der Wellness-Gemeinschaft« zu befolgen.

Diese Wellness-Verträge sind nichts Zufälliges. Sie werden von mindestens einem Dutzend Universitäten überall in den USA angeboten.[2] Während die meisten Universitäten einen »substanzfreien Lebensstil« befördern, hat jede ihr eigenes Angebot. North Dakota bevorzugt einen breiten Ansatz und bietet physische, soziale, emotionale, ökologische, spirituelle und intellektuelle Wellness an. An der Syracuse University bekommt man »Gruppentrips zu örtlichen Parks und Seen«. Zusätzlich gibt es »Ernährungsdemonstrationen und -präsentationen; Meditation, Yoga und andere Formen der Stressreduzierung; Parfait-Abende und mehr«. In den engagierteren Wellness-Gemeinschaften wird von Studenten verlangt, sorgfältig ihren Fortschritt hin zu dem Wellness-Ziel zu kontrollieren, das sie sich zu Beginn des Jahres gesteckt haben.

Für eifrige junge Studenten mag dies eine gute Sache sein, zumindest wenn man ihre besorgten Eltern fragt. Wellness-Verträge sorgen nicht nur dafür, dass Studenten gefährlichen Hedonismus vermeiden, sondern fördern auch andere gesellige Aktivitäten (wie etwa die obligatorischen »parfait nights«). Was ist falsch daran, Universitäten in ganzjährige Kurorte zu verwandeln, die Studenten dabei helfen, ihren Körper und Geist zu entwickeln?

Das Problem ist natürlich, dass dieses Projekt eine ganz spezielle Sorte Student hervorbringt: den sauberen und brav denkenden Studenten, der nicht gut mit Sartre und seinen radikalen Freunden auskommen würde. Was hier im Begriff ist zu verschwinden, ist eine besondere Art der Hochschulbildung, wo Studenten mit selbstreflexiver Politik experimentieren, bewusstseinserweiternde Substanzen nehmen, die verheerenden Auswirkungen ungesunder Kost erleiden und in jeder Hinsicht intensive Beziehungen führen.

Es sind nicht bloß einige nordamerikanische Studenten, die ihrer Institution geloben, gesund zu leben. Heutzutage ist Wellness eine moralische Aufforderung geworden – an die wir ständig erinnert werden. Ein guter Mensch zu sein, darauf weist das Zitat von Hervé Juvin hin, heißt, immer wieder neue Quellen des Vergnügens zu finden. Es bedeutet, dass das Leben in eine Übung zur Optimierung des Wohlbefindens verwandelt wird. Auf der Arbeit wird uns freundlich ein Platz in »Wellness-Programmen« angeboten. Als Konsumenten werden wir aufgefordert, einen Lebensstil zu pflegen, der darauf abzielt, unser Wohlsein zu maximieren. Wenn wir mit langweiligen Aktivitäten befasst sind, wie etwa das Abwaschen zu Hause, sollen wir sie als Übungen zur Verbesserung unserer Achtsamkeit betrachten. Selbst das Backen eines Brotes wird nun umgedeutet als ein Mittel, unser Wohlbefinden zu fördern.

Mit anderen Worten, Wellness hat sich in jeden Aspekt unseres Lebens eingeschlichen. Noch vor wenigen Jahrzehnten gehörte Wellness zu den Ideen kleiner Gruppen von Anhängern des alternativen Lebensstils. Heutzutage ist Wellness zum Mainstream geworden. Sie diktiert die Art und Weise, wie wir arbeiten und leben, studieren und Sex haben. Wir finden sie selbst an den unerwartetsten Orten wie der Ashland Federal Correctional Institution, einem Bundesgefängnis in Kentucky, wo die Häftlinge sich Wellness-Programmen unterziehen und Lektionen über Ernährung und Bewegung bekommen und wie man mit Stress umgeht.[3]

Es geht uns in diesem Buch nicht um Wellness *per se*. Unser Anliegen ist es zu zeigen, wie Wellness zu einer Ideologie geworden ist. Als solche bietet sie ein Bündel von Ideen und Überzeugungen, die Leute für verführerisch und erstrebenswert halten, obwohl sie meist als natürlich und sogar unausweichlich erscheinen. Das ideologische Element der Wellness wird besonders deutlich, wenn man die vorherrschende Haltung gegenüber denjenigen bedenkt, die es nicht schaffen oder es ablehnen, sich um ihren Körper zu kümmern. Diese Menschen werden als faul, schwach und willenlos verteufelt. Sie werden als schamlose Abweichler angesehen, die ungerechterweise und unverfroren das genießen, was jede vernünftige Person zurückweisen sollte. »Die Dicken, die Schlaffen und die Verzweifelten sind ungesund«, schreibt Jonathan M. Metzl in *Anti-Körper*, »nicht wegen einer Krankheit oder eines Gebrechens, sondern weil sie sich weigern, die glänzenden Insignien der Gesundheit anderer zu tragen, zu fetischisieren oder danach zu streben.«[4] Wenn Gesundheit zu einer Ideologie wird, wird die Unfähigkeit, sich anzupassen, zum Stigma. Raucher bedrohen dann nicht mehr nur ihr eigenes Wohlbefinden, sondern auch die Gesellschaft. Wie wir später in diesem Buch zeigen, gibt es immer mehr Arbeitsplätze, die vom Rauchverbot zum Ausschluss der Raucher übergegangen sind, also das Hauptaugenmerk von einer ungesunden Aktivität auf ungesunde Individuen verschoben haben.

Dieser ideologische Wechsel ist Teil einer größeren

Transformation in der gegenwärtigen Kultur, in der individuelle Verantwortlichkeit und Selbstdarstellung mit der Mentalität marktliberaler Ökonomen verschmelzen. Bei dem Verzicht aufs Rauchen geht es nicht so sehr darum, Geld zu sparen oder selbst die Lebenserwartung zu erhöhen, es ist vielmehr eine notwendige Strategie, den persönlichen Marktwert zu verbessern. Der »übergewichtige Körper«, schreibt Lauren Berlant, »fungiert als Warnsignal für drohende Krankheit und nahen Tod.«[5]

Menschen, die nicht gewissenhaft ihr persönliches Wohlsein pflegen, werden als eine direkte Bedrohung für die gegenwärtige Gesellschaft angesehen, eine Gesellschaft, in der Krankheit mit den Worten David Harveys »definiert wird als die Unfähigkeit zu arbeiten«.[6] Gesunde Körper sind produktive Körper. Sie sind gut fürs Geschäft. Und ebenso verhält es sich mit dem Glück. In der Annahme, dass glückliche Arbeiter produktiver sind, ersinnen Unternehmen neue Wege, um das Glücklichsein ihrer Angestellten zu stärken, von Coaching-Sitzungen und Teambildungsübungen bis zur Anwerbung von »Chief Happiness Officers« (Glücksbeauftragte). Das Ergebnis ist, dass nun, wie Will Davies es ausgedrückt hat, »Wohlbefinden das politische Paradigma liefert, nach dem Geist und Körper als ökonomische Ressourcen beurteilt werden können.«[7]

Das Wellness-Syndrom

Der Schwerpunkt dieses Buch liegt auf Wellness als einem moralischen Imperativ. Auch wenn dieses Argument schon von zahlreichen Theoretikern vorgebracht worden ist, hat niemand es so elegant ausgedrückt wie Alenka Zupančič. In ihrem Buch *Der Geist der Komödie* verwendet sie den Begriff der Bio-Moral. Sie bemerkt dazu:

»Negativität, Mangel, Unzufriedenheit und Traurigkeit werden mehr und mehr als moralische Fehler wahrgenommen – schlimmer noch, als eine Korruption auf der Ebene unseres eigentlichen Seins oder bloßen Lebens. Es gibt einen spektakulären Anstieg dessen, was man eine Bio-Moral nennen könnte (oder auch eine Moralität der Empfindungen und Gefühle), die für folgendes fundamentales Axiom wirbt: Ein Mensch, der sich gut fühlt (und glücklich ist), ist ein guter Mensch; ein Mensch, der sich schlecht fühlt, ist ein schlechter Mensch.«[8]

Biomoralität ist die moralische Aufforderung, glücklich und gesund zu sein. Es ist eine vertraute Äußerung, die zentrale Ideen der Selbsthilfebewegung in Erinnerung bringt. Derselbe Begriff erscheint in Slavoj Žižeks *Auf verlorenem Posten*. Auch wenn er diesen interessanten Begriff unerklärt lässt, ist klar, dass die moralisierende Wende der Wellness eine Erweiterung dessen ist, was er anderswo den »Über-Ich-Befehl zu genießen« nennt. Was uns hier begegnet, ist nicht das strafende väterliche Über-Ich, das uns sagt: »Nein, tu das nicht«. Vielmehr fordert uns dieses Über-Ich auf, Spaß zu haben, unser wahres Selbst auszudrücken und im Leben jede Gelegenheit zum Vergnügen zu ergreifen. Aber dieser Befehl ist nicht dazu bestimmt, unser Wohlbefinden zu verbessern oder Freuden zu entfesseln. Es ist oft unklar, was dieser Befehl tatsächlich impliziert, ob wir mit Vorsicht gemäßigte Freuden verfolgen oder uns exzessiven Genüssen hingeben sollen. Wir werden uns mit diesem Thema später beschäftigen; vorerst reicht es zu sagen, dass die Verwandlung von Vergnügen in eine Verpflichtung keine besonders gute Nachricht ist. »Der Befehl des Über-Ichs zu genießen«, schreibt Žižek, »das heißt der (oft unmerkliche) Schritt von der Erlaubnis zu genießen zur Injunktion (Verpflichtung) zu genießen sabotiert das Genießen, so dass man paradoxerweise umso schuldiger wird, je mehr man dem Befehl des Über-Ichs gehorcht.«[9]

Wellness hat eine ähnliche Veränderung durchgemacht. Heutzutage ist Wellness nicht bloß etwas, was wir wählen. Sie ist eine moralische Verpflichtung. Wir müssen sie auf Schritt und Tritt beachten. Während wir diesen Zwang oft in der Werbung und in Lifestyle-Magazinen propagiert sehen, wird er auch hinterhältiger übermittelt, so dass wir nicht wissen, ob er von außen auferlegt wird oder spontan in uns selbst entsteht.

Zusätzlich zu der genaueren Bestimmung dieses Wellness-Befehls wollen wir zeigen, wie diese Einschärfung nun gegen uns arbeitet. Und das ist es, was wir das Wellness-Syndrom nennen.

Das *Oxford English Dictionary* gibt zwei Definitionen des Wortes »Syndrom«. Die erste verweist auf »eine Gruppe von Symptomen, die durchgängig zusammen auftreten«. Diese Definition im Gedächtnis behaltend, können wir sagen, dass das Wellness-Syndrom Symptome umfasst wie Angst, Selbstvorwurf und Schuld – um nur einige zu nennen. Das Wellness-Syndrom basiert auf der Annahme, dass das Individuum autonom, leistungsfähig, willensstark ist und unablässig danach strebt, sich zu verbessern. Dieses Beharren darauf, dass das Individuum fähig ist, sein eigenes Schicksal zu wählen, argumentieren wir, ruft Schuldgefühle und Versagensängste hervor. So sollen wir die Kontrolle über unser Leben haben, selbst in Situationen, wo die Umstände nicht zu unseren Gunsten sind. Arbeitssuchende erfahren dies in ökonomisch schwierigen Zeiten, wenn ihnen gesagt wird, sie sollen nicht über die Krise sprechen, sondern ihre Aufmerksamkeit auf sich selbst konzentrieren. Bei der Jobsuche, redet man ihnen ein, komme es auf Willenskraft und die richtige Wahl an.

Wählen zu können, wird gewöhnlich für eine positive Sache gehalten. Jedoch »bringt es ein überwältigendes

Gefühl der Verantwortung mit sich«, schreibt Renata Salecl in ihrem Buch *Die Tyrannei der Freiheit*, »und das ist untrennbar mit Versagensängsten, Schuldgefühlen und Besorgnis verbunden, so dass Reue nicht ausbleiben wird, falls man die falsche Wahl getroffen hat.«[10] Wenn Wellness von einer allgemeinen Vorstellung des Wohlbefindens zu etwas übergeht, das wir tun sollen, um wahrhaftig und rechtschaffen zu leben, nimmt der Begriff eine neue Bedeutung an. Er wird ein unmöglicher Befehl, der die Art und Weise, wie wir unser Leben leben, völlig umgestaltet. Obsessiv unserem Wohlsein nachjagen, wobei wir ständig neue Wege der Selbststeigerung finden sollen, lässt wenig Raum zum Leben.

Wenn der Körper zum ultimativen Ziel des Lebens geworden ist, ein neuer archimedischer Punkt, erscheint die Welt um einen herum entweder als Drohung oder Trost. Unser Körper bestimmt, wo wir leben, mit wem wir Zeit verbringen, wie wir uns bewegen und wo wir Urlaub machen. Zu dieser Körperobsession gehört auch unsere tiefe Faszination mit dem, was wir in den Mund schieben. In der Tat, Essen ist eine paranoide Aktivität geworden, die nicht darauf aus ist, flüchtige Freuden durch Geschmack zu bringen. Es stellt die je eigene Identität auf die Probe. Richtig zu essen wird für einen Weg gehalten, ein glückliches und erfolgreiches Leben, frei von Stress und Verzweiflung, zu erlangen. Richtig zu essen ist eine Leistung, die größere Lebenskompetenzen beweist.

Da die kulturelle Bedeutsamkeit dieser Aktivität gewachsen ist, boomt auch der Markt für Expertenrat. Auf eine Art, die New Age-Sophistereien mit wissenschaftlichen Entdeckungen vermischt, sind Diätexperten und Promiköche in einen Priesterstatus erhoben worden. Wenn wir keinen Sinn in unserem Leben finden können, wird eine seltene kulinarische Erfahrung zum Ersatz. Eine Restaurantkritikerin der *New York Times* veröffentlichte vor einiger Zeit ein Buch, in dem sie beschreibt, wie von acht Chefköchinnen zubereitete Mahlzeiten »ihr Leben retteten«.[11]

Derartig obsessive Aufmerksamkeit, die Diäten und dem Kochen gewidmet wird, erinnert uns daran, dass Essen eine neue Bedeutung angenommen hat. Pascal Bruckner beschreibt die Veränderung so: »Der Esstisch ist nicht mehr ein Altar saftiger Genüsse, ein Ort, um ein Mahl und ein Gespräch zu teilen.« Stattdessen wurde er »ein Apothekentresen, wo wir auf unsere Fette und Kalorien achten und gewissenhaft Nahrung zu uns nehmen, die auf die Form einer Medikation reduziert ist«.[12] All die Freuden, denen wir zu frönen pflegten, sind nun Freuden mit einem ultimativen Ziel – die Verbesserung unseres Wohlbefindens. Wein oder Fett sind nur dann in Ordnung, wenn sie in den Wellness-Plan passen. In seinem 2012 erschienenen Buch *You Aren't What You Eat* sagt Steven Poole, dass Essen die Ideologie unserer Gegenwart geworden ist. Für Naturköstler ist Essen mehr als nur ein Lifestyle; es ist ein metaphysisches Abenteuer. Da wir unseren Glauben an Politiker und Priester verloren haben, argumentiert Poole, wenden wir uns nun Starköchen und Ernährungswissenschaftlern zu, um Antworten auf die großen Fragen zu finden. Und wenig überraschend, wenn man die Bedeutung bedenkt, die der Ernährungsfanatismus dem richtigen Essen beimisst, ist diese Obsession – Orthorexie – eine neue eigenständige Erkrankung geworden.

Wir schauen noch einmal ins Wörterbuch und lesen, dass ein Syndrom auch »eine charakteristische Kombination von Meinungen, Emotionen oder Verhalten« sein kann. Das Wellness-Syndrom verbindet typischerweise die Körper-Obsession mit dem sehnlichen Wunsch nach Authentizität. Das mag kontraintuitiv erscheinen: Unablässig mit seinem Körper beschäftigt zu sein, wird gewöhnlich als oberflächlich angesehen. Nun jedoch steht die Arbeit am eigenen Körper im Ruf, das Selbst zu verbessern. In seinem Buch *Better Than Well* beschreibt Carl Elliott, wie die Einnahme »von Prozac bis zu Gesichtsstraffungen routinemäßig als Mittel der Selbstfindung und Selbstverwirklichung bezeichnet werden.«[13] Statt als narzisstisch stellt sich die Suche nach persönlicher Gesundheit und Authentizität als eine moralische Verantwortung dar. »Viele Leute heutzutage fühlen sich *aufgerufen*, Selbstverwirklichung zu verfolgen«, schreibt Elliott, »sich zum Beispiel zielstrebig einer Karriere zu widmen oder durch strenge Diäten und harte Workouts im Fitnessstudio ihr Aussehen zu verbessern, selbst wenn sie dabei ihre Kinder vernachlässigen.«[14]

Wenn wir vom Wellness-Syndrom heimgesucht sind, werden wir, was Simon Critchley passive Nihilisten nennt. »Statt zu handeln und die Welt zu verändern«, erklärt er, »konzentriert sich der passive Nihilist einfach nur auf sich selbst und seine besonderen Vergnügungen und Projekte zur eigenen Vervollkommnung, sei es, dass er das Kind in sich entdeckt, Pyramiden baut, literarische Essays mit pessimistischem Unterton verfasst, mit Yoga anfängt, sich mit der Beobachtung von Vögeln oder Botanik beschäftigt.«[15] Was bedeutet unsere ständige Beschäftigung mit unserem eigenen Wohlergehen für den Rest der Bevölkerung, der keine organischen Smoothies, Diät-Apps und Yogalehrer hat? Sich in sich selbst zurückzuziehen und die Signale des Körpers für einen ausreichenden Ersatz allgemeiner Wahrheiten zu halten, ist zu einer zunehmend verlockenden Alternative zum nüchternen Nachdenken über die Welt geworden.

1

Der perfekte Mensch

»Da die Menschen die Hoffnung aufgegeben haben, ihr Leben in entscheidenden Dingen verbessern zu können, reden sie sich ein, es komme vor allem auf die psychische Selbstvervollkommnung an: Man muss in Berührung mit den eigenen Gefühlen kommen, Reformkost essen, Unterricht in Ballett oder Bauchtanz nehmen, sich in die Weisheit des Ostens versenken, joggen, miteinander in ›Verbindung‹ kommen oder ›die Angst vor der Lust‹ überwinden.«

Christopher Lasch, *Das Zeitalter des Narzissmus*[1]

Anfang und Ende des Coachings

Für die Polizei in Brooklyn war der 3. Juni 2013 ein Tag wie jeder andere. Anrufer hatten sich über den Gestank beschwert, der aus einem Apartment in ihrer Nachbarschaft kam. Vor Ort fand die Polizei zwei verwesende Leichen, ein Mann und eine Frau mittleren Alters. Sie hatten Selbstmord begangen, indem sie mit Helium gefüllte Plastikbeutel über ihre Köpfe gezogen hatten – ein

Hilfsmittel, das in Sterbehilfekreisen als »Exit Bag« bekannt ist.

Dies schien ein weiterer Doppelselbstmord zu sein, der nicht weiter Aufsehen erregte. Aber der Beruf der beiden Toten – Lynne Rosen (46) und John Littig (48) – gab dem Vorfall eine überraschende Wendung. Ihr Tod machte internationale Schlagzeilen, als bekannt wurde, dass sie beide Moderatoren einer Radioshow und, interessanter noch, Life Coaches waren. Ihr besonderes Fachgebiet: Glück. Die Frage, die nun zu kursieren begann, lautete: Warum beging ein Glück predigendes Life-Coach Duo Selbstmord? Sie blieb ohne Antwort.

Die Radioshow hieß *The Pursuit of Happiness* (»Das Streben nach Glück«), lief beim Sender WBAI-FM und ermutigte die Zuhörer, in ihrem Leben nach Möglichkeiten der Veränderung zu suchen. In einem viel gesehenen Outtake ihrer Radioshow sprechen die Gastgeber über den Rat der früheren First Lady, Eleanor Roosevelt, »jeden Tag etwas zu tun, was einen ängstigt«, wobei »es sehr wichtig ist, seine Komfortzone zu verlassen«, weil wir »beginnen müssen, Veränderungen zu akzeptieren«. Rosen nahm auch ein inspirierendes Rap Video auf, in dem sie die Zuschauer auffordert, »der Mensch zu werden, der Sie immer schon sein wollten«. Das Paar führte sein eigenes Life-Coaching-Business »Why Not Now«, das Klienten Hilfe dabei anbot, »ihre innere Stärken zu hegen und zu pflegen, verborgene und ungenutzte Ressourcen aufzuspüren und sich selbstbewusst auf den Weg zu machen und das Leben zu entwerfen, das Sie immer schon führen wollten«.[2]

Die Themen von »Why Not Now« sind jedem vertraut, der auch nur eine flüchtige Bekanntschaft mit der Selbsthilfe-Literatur und ihren vage formulierten Aufforderungen hat: Sei glücklich, pflege deinen Körper, entwickle eine positive Haltung, verbinde dich mit deinen tiefsten Gefühlen. Und Coaches wie Rosen und Littig waren überzeugte Anhänger dieser Bewegung. Vor wenigen Jahrzehnten noch so gut wie unbekannt ist Life Coaching heute ein gewöhnlicher Beruf geworden. Es gibt etwa 45.000 Coaches weltweit, und das Gewerbe erwirtschaftet 2 Milliarden Dollar pro Jahr.[3] Der Background dieser persönlichen Betreuer variiert sehr, von Leuten mit wenig oder keiner Ausbildung bis zu Akademikern mit einem Doktortitel in klinischer Psychologie und vielen Jahren Berufserfahrung. Inzwischen ist es auch für erfahrene Mitglieder anderer Berufe wie etwa Psychoanalytiker üblich, sich als Coaches umzufirmieren, weil sie das Geschäft für lukrativer halten.

Einer der Anreize des Coachings ist, dass jeder es tun kann. Es gibt einige seriöse Institute wie etwa Harvard University, die Diplome in Coaching anbieten. Aber die Ausbildung ist im Allgemeinen sehr fragmentiert bis hin zu kurzen Online-Kursen von privaten Anbietern.

Man findet nun Coaches, die einem helfen, bei der Arbeit bessere Leistungen zu erbringen, einen neuen Job zu finden, mit schwierigen persönlichen Angelegenheiten umzugehen, ein Haus zu kaufen, die eigene Gesundheit zu verbessern oder die Beziehung zu Gott zu stärken. Man kann sogar sogenannte »Wantologists« konsultieren, die professionell ausgebildet sind, einem dabei zu helfen, herauszufinden, was man tatsächlich will.[4]

The International Coach Federation, der weltweit größte Verband in dem Gewerbe, beschreibt Coaching als »Partnerschaft mit Klienten in einem zum Nachdenken anregenden und kreativen Prozess, der sie dazu inspiriert, ihr persönliches und berufliches Potential zu steigern«. Ein guter Coach muss »den Klienten als den Experten in seinem oder ihrem Leben und Arbeiten anerkennen und glauben, dass jeder Klient kreativ, ideenreich und gesund ist«.

Was Coaching so anziehend macht, ist, dass es keine Grenzen kennt und dass es spielerische und experimentelle Formen annehmen kann. Ein Beispiel dafür ist die zunehmende populäre Technik des pferdegestützten Coachings, das Pferde einsetzt, um Klienten dabei zu helfen, ihre verborgenen Stärken freizusetzen. »Wisdom Horse Coaching« mit Sitz in Minneapolis bietet diesen Service an und hilft Managern, ihre Fähigkeiten zu entwickeln, indem sie lernen, wie man ein Pferd führt.[5] Ein anderes unkonventionelles Beispiel für Coaching ist das Wochenendprogramm »Escape from the Man Cage«, geleitet von Martha Beck, wo Gruppen enttäuschter Männer eine Reihe von Übungen durchlaufen, von Tierspurensuche bis zum Feuermachen. In einer Übung sollen die Männer »sich für Tiere halten und nur ihren Gehörsinn benutzen, um sich gegenseitig zu lokalisieren und zu fangen – gedacht als Versuch, die Sinne und Instinkte zu wecken, die vermutlich durch Bürojobs und Smartphones abgestumpft sind«.[6]

Auch wenn man keinen Schwerpunkt ausmachen kann, so basieren doch alle Formen von Coaching auf einer spezifischen Idee, die vom positiven Denken übernommen wurde, das behauptet, dass das Individuum die Fähigkeit hat, sein inneres Potential freizusetzen. In seiner Gesellschaftsdiagnose der USA der siebziger Jahre setzte Christopher Lasch diese Idee in Beziehung zu der »Human Potential Movement« und ihrer Konzentration auf Selbsterfahrung und menschliches Wachstum. Dieses Thema ist gang und gäbe unter den heutigen Life Coaches. Einer von ihnen drückt es so aus: »Sie und ich sind bereits gesund, einfallsreich, kompetent und kreativ.«[7] »Im Coaching«, erfahren wir von einem anderen Praktiker, »geht es darum, seinen inneren Experten zu finden, um seine Ziele zu erreichen.«[8] Anders als die esoterische Sorte New-Age-Therapeuten verkaufen Life Coaches ihre Dienste als praxisnah und ergebnisorientiert. An der ursprünglichen Idee festhaltend, dass das innere Selbst zu befreien sei, haben sie Motive aus dem Sport hinzugefügt wie Training und Höchstleistung. Um man selbst zu werden, muss man besser werden – und um besser zu werden, muss man seine Ziele erreichen. Selbsterkundung und Selbstentdeckung verwandeln sich in Selbstverwirklichung und Selbststeigerung.

Gefühle des Unbehagens brachten eine von Martha Becks Klientinnen dazu, an einem fünftägigen Trip nach Afrika teilzunehmen (Kosten: 10.000 Dollar). Auf dieser Reise fand die Klientin heraus, dass das Problem nicht ihre Arbeit als Kinderchirurgin war, sondern ihre Einstellung dazu. Ihr wurde auf dieser Tour klar, dass »ich nicht mehr hasste, was ich beruflich tat. All die sogenannten Probleme, die ich zu haben glaubte, wie nicht gut oder nicht gut genug oder nicht akzeptiert sein – ich begriff, dass sie nur in meinem Kopf waren und nicht außerhalb von mir.«[9] Der Rat von Martha Beck entspricht den Botschaften von Rosen und Littig, den beiden Life Coaches aus Brooklyn. In ihrer Radioshow ermutigten sie die Zuhörer, nicht nach außen zu schauen, sondern den Blick nach innen zu richten.

Die Idee, dass wir alle ein verborgenes Potential in uns haben, hat etwas Verlockendes. Ähnlich anziehend ist die Vorstellung von Selbststeigerung: dass wir bessere Versionen unserer selbst werden können, emotional und spirituell. Aber es gibt gute Gründe, skeptisch zu bleiben. In ihrer kritischen Analyse bemerkt die Soziologin Arlie Russell Hochschild, dass Coaching eine merkwürdige Form des »Outsourcing« bedeutet. Sie argumentiert, dass wir die intimen Aspekte unseres Lebens, um die wir uns zuvor selbst kümmerten, nun auslagern. Wir beauftragen einen Coach, etwa unser Online-Profil zu verschönern in der Hoffnung, dass dies uns ein Date verschaffen wird. Wir wenden uns an Coaches, um zu erfahren, was wir eigentlich im Leben wollen. Wenn wir beginnen, Coaches in diesen Fragen zu konsultieren, machen wir aus unserer Alltagsrealität einen erweiterten Bereich der Expertise.

Indem unser Intimleben an Profis ausgelagert wird, so Hochschild, verlieren wir etwas Fundamentales. Wir scheinen in eine zirkuläre Suche nach Perfektion zu geraten, wo wir länger arbeiten müssen, um es uns leisten zu können, mehr für professionellen Rat zu bezahlen. Dies ist die Ironie, oder was man die Coaching-Falle nennen könnte: »Je besorgter, isolierter und zeitberaubter wir sind, desto wahrscheinlicher wenden wir uns bezahlten persönlichen Dienstleistern zu. Um diese Extra-Services zu finanzieren, arbeiten wir länger. Das lässt weniger Zeit übrig für Familie, Freunde und Nachbarn; es wird unwahrscheinlicher, dass wir sie um Hilfe bitten, und sie uns.«[10]

Aber es gibt noch einen anderen Grund, Coaching mit Skepsis zu betrachten. So wie das Outsourcing unseres Intimlebens an (selbstbeglaubigte) Experten führt Coaching zum Insourcing der Verantwortung. Eines der zentralen Motive, das die meisten Interventionen beim Life-Coaching durchzieht, lautet, dass man Verantwortung für sein eigenes Leben und Wohlsein übernehmen muss. Doch die Kehrseite ist, dass wir uns nun selbst die Schuld für alle erdenklichen Probleme geben, ob es sich um zerrüttete Beziehungen, Jobverlust oder ernste Krankheiten handelt. Wohlsein ist eine Wahl – *meine* Wahl – und als solche auch meine Verantwortung. Das quälende Bewusstsein dieser Verantwortung ruft starke Angstgefühle hervor. Die Aufgabe des Coaches, zeigt Renata Salecl, besteht darin, diese Besorgnis vorübergehend wegzuschieben. Wenn wir mit dem Coach sprechen, verdrängen wir zumindest einige unserer Unsicherheiten. Aber der Coach ist keine autoritäre Vaterfigur, die uns sagt, was wir tun und wie wir uns verhalten sollen. In Salecls Worten ist es entscheidend, dass der Coach »keine Autorität ist, die Gehorsam verlangt, oder sich wie eine solche verhält.« Stattdessen solle er oder sie wie »ein wohlwollender Helfer sein, den man ausgewählt hat, um ihm zu-

zuhören.«[11] Hier sehen wir die andere Seite des Coachings. Der Coach macht nicht mehr die Ängste des Klienten vergessen, sondern zwingt ihm die Tyrannei des Wählens auf. Eine der Standardtechniken, die von vielen Coaches angewandt wird, besteht darin, ihre Klienten mit Szenarien wie diesem zu traktieren: »Stellen Sie sich vor, Geld oder andere Hindernisse wären kein Thema, wie würde dann ihr Leben in zehn Jahren aussehen?« Solche Fragen verleiten den Gecoachten dazu, sich auf ein Fantasiespiel einzulassen. Aber typischerweise wird dies ein grausames Spiel, wenn Coaches versuchen, ihre Coachees »zu der Erkenntnis zu bringen«, dass das einzige Hindernis für die Verwirklichung dieser Fantasien sie selbst sind.

Indem der Coach die Angst wieder dem Einzelnen zuschiebt, löst er nicht die Qual der Wahl, sondern verstärkt sie vielmehr. Und dies ist der Wesenszug der Ideologie des Life Coachings; nach Salecl »besteht sie darauf, dass Existenzkrisen und Ängste nur von mangelnder Willenskraft oder fehlendem Selbstvertrauen zeugen«.[12] In Ermangelung einer externen Autorität fällt die Verantwortung auf den Einzelnen zurück. Der autoritäre Vater verschwindet, nur um in einer anderen Gestalt wieder zu erscheinen: nicht als ein zorniger Mann mit geblähten Nüstern, der einen anschreit, sondern als unsichtbare Stimme im eigenen Kopf. Was es schwerer macht, mit dieser Gestalt umzugehen, ist der Umstand, dass sie einen nie in Ruhe lässt. Je wütender und frustrierter man ihretwegen wird, desto heftiger wendet man sich nach innen.

Ein ähnliches Argument findet sich auch bei Christopher Lasch. Er behauptet, dass in Folge der politischen Unruhen der 1960er Jahre (Vietnam, Watergate etc.) viele Menschen Politik und Institutionen ablehnten, die sie für paternalistisch hielten, und sich stattdessen auf individuelle Projekte konzentrierten, wie etwa »Unterricht in Ballett oder Bauchtanz nehmen« oder »sich in die

Weisheit des Ostens vertiefen«. Aber das führt nicht zu einer ungezwungeneren und versöhnlichen Existenz. »Im Gegenteil«, bemerkt Lasch, »es bestärkt die Entwicklung eines strengen und strafenden Über-Ichs.«[13] Strafender Selbsthass ist dann die Kehrseite der Selbstfaszination.

Statt die Probleme der subjektiven Angst anzugehen, gießt, so Lasch, eine therapeutische Kultur Öl ins narzisstische Feuer. Andere Menschen sind nur noch insoweit interessant, wie sie einem etwas über einen selbst sagen. Mit einem 360 Grad-Feedback kann man anderer Leute Meinungen zum Zweck der Selbststeigerung integrieren. Dies ist eine zutiefst einsame Welt, bemerkt Lasch, wo man von Idealvorstellungen und Selbstbildern umstellt ist. Und schlimmer noch: Diese intime Beziehung, die man zu sich selbst entwickelt hat, nimmt zwangsläufig eine gewalttätige Wende. Slavoj Žižek weist in seinem Buch *Die Tücke des Objekts* darauf hin, dass »*imaginäre* Ideale wic gesellschaftlicher Erfolg und körperliche Fitness sich oft gegen das Selbst kehren. Die Illusion, dass wir uns jenseits der Gesellschaft befinden und fähig sind, uns nach dem Bild der Vollkommenheit zu formen, endet in der Rückkehr eines grausamen Über-Ichs.«[14] Dies ist eine besondere Form des Über-Ichs, das nicht verbietet oder sagt, was wir tun können oder nicht. Wie der Coach ist dies eine Figur, die uns auffordert, mehr zu tun, besser zu werden, wir selbst zu sein. Dabei bleibt das Über-Ich enttäuscht, weist ständig darauf hin, dass wir viel mehr hätten erreichen können. »So haben wir ein Subjekt, das extrem narzisstisch ist«, schreibt Žižek, »dem jedoch nicht erlaubt ist, sich frei in ungestörter Balance zu bewegen; diese narzisstische Selbsteinschließung liefert das Subjekt der (nicht ganz so) liebevollen Gnade des Über-Ichs aus, das zu genießen befiehlt.«[15]

Wenn wir diesem postmodernen Über-Ich, das uns auffordert zu genießen, genau zuhören, sollten wir erkennen, dass die Botschaft nicht ehrlich ist. Sie ist vielmehr eine ironische Aufforderung, denn das Über-Ich weiß, dass das Genussversprechen letzten Endes unmöglich zu erfüllen ist, besonders dann nicht, wenn es befohlen wird.

Und doch ist es dieser Befehl, den wir auf Schritt und Tritt in unserem täglichen Leben sehen und hören, sei es in Selbsthilfebüchern oder bei Teambildungsübungen auf der Arbeit. Warum suchen wir auf so verzweifelte Weise immer weiter nach Vergnügen, wenn wir doch von vornherein wissen, dass das Ergebnis enttäuschend sein wird? Vielleicht sind wir gar nicht auf der Suche nach mehr Vergnügen; wir wollen uns eigentlich nur einfügen. Wir sollten anerkennen, dass das gecoachte Selbst, das unterwiesen wurde, volle Verantwortung für seine Lebenswahl zu übernehmen, das Selbst ist, das oft bestens gewappnet ist, die widersprüchlichen Anforderungen des heutigen Kapitalismus zu erfüllen: gleichzeitig extrovertiert und introspektiv, flexibel und konzentriert, anpassungsfähig und eigensinnig zu sein. Anders gesagt, Coaching trachtet nicht danach, das Wohlsein der Menschen zu verbessern oder ihnen beizubringen, wie man mehr genießt. Es ist eine Technik, die darauf abzielt, das Selbst umzuformen. Wir werden nun die Person kennenlernen, die sich diese Botschaft zu Herzen genommen und den Anforderungen extremer Leistung, Flexibilität und Innovation völlig unterworfen hat. Ihr Name ist »the wo/man of now«.

The Wo/man of Now

In jedem historischen Moment finden wir ein Bild des perfekten Menschen, und der gegenwärtige Kapitalismus macht da keine Ausnahme. Wir begegnen ihm in einem kurzen TV-Spot, der während der Australian Open 2013 gesendet wurde: »Ich bin ein New-Age-Mann, alterslos, aber nicht altenfeindlich.« Die Worte kommen aus dem

Mund eines dünnbärtigen Mannes mit Schlafzimmeraugen, während er selbstbewusst durch den Café-Latte-Bezirk einer modernen Großstadt stolziert: »Ich bin locker, offenherzig, entscheidungsfreudig … aber an einer Leine.« Er ist ein selbstkritischer, freiheitsliebender Mann mit einem Umweltbewusstsein: »Ich schiebe Wolken, schiebe Regler, schiebe einen Kinderwagen und schiebe ihn wirklich gut.« Er trägt Freizeitkleidung, kurzes Haar und eine Herrenhandtasche: »Ich trage Hosen, ich trage ein Aftershave, ich trage Schuld, und ich trage sie gut.« Er ist ein geselliges Wesen, immer Kontakte knüpfend, immer in Bewegung: »Ich tweete, poste, präsentiere, teile, verlinke, ich like.« Er ist ein Performance-Poet-Management-Consultant, der die kleinen Dinge im Leben zu schätzen weiß: »Ich kümmere mich um mein Zuhause, ich bin ein Hausmann, ich mag Hausparties, jetzt bin ich im Hundehaus. Ich bin ein grillender, fleischessender, wurstbrutzelnder, Garnelen schälender Salatliebhaber.« Kurzum, er ist der Mann von heute. »Ich bin international, vernetzt, interkontinental, ich stehe auf alles.«

Nachdem er seine 30-Sekunden-Präsentation abgeliefert hat, erreicht unser New-Age-Mann sein Ziel – ein Auto. Er schlüpft hinein und fährt davon. Das Fahrzeug ist natürlich zufällig. Es hätte durch jedes andere Produkt ersetzt werden können, das für den Mann von heute, der auf alles steht, unerlässlich ist. Was sich hier darbietet, ist ein besonderes Ich: flexibel, handlungsorientiert und unaufhörlich sich verändernd.

Aber dieses hyperindividualisierte, Netzwerke spannende Selbst ist nicht allein unter Männern zu finden. Frauen können genauso sein. Wir begegnen dem weiblichen Gegenpart des Mannes von heute in einer gleichen Fernsehwerbung: »Ich bin eine Frau meiner Zeit; in der Zeit; mit der Zeit.« Sie ist die *Sex and the City*-Feministin, die sich ihrer Konzentration auf die Karriere nicht schämt: »Ich arbeite mich die Karriereleiter hoch, ich habe eine Laufmasche in meinen Strümpfen. Ich kann nicht warten. Ich habe keine Zeit zu warten.« Sie setzt ihr erotisches Kapital ein, sagt aber auch nicht Nein zu einem saftigen Kuchen: »Ich nehme zu, ich nehme ab. Ich trage einen Rock. Ich trage Hosen. Ich trage Stöckelschuhe, ich trage sie ab.« Wie der Mann von heute ist sie immer verbunden: »Ich texte, tippe, schreibe LOL und OMG.« Aber am wichtigsten ist, sie verbirgt nichts vor der Welt: »Ich internalisiere nicht«, erklärt sie, »ich spreche alles aus.«

Diese superzeitgenössischen Gestalten haben nicht nur ihr menschliches Potential erreicht. Sie haben auch gelernt, wie man darüber spricht. Sie sind flexibel, vielseitig und untereinander verbunden. Sie können alles und jedes werden, zu jeder Zeit. Arbeitsleben, Privatleben: da ist kein Unterschied. Sie können Kommunisten-Kapitalisten, Feministen-Frauenhasser, schwul-homophob, fürsorglich-karrieristisch, Vegetarier-Fleischliebhaber mit einem Hang zu schonend gekochtem Fast Food sein. Keine schmerzhaften Kompromisse müssen geschlossen werden. Alles ist möglich, jederzeit.

Der Mann/die Frau von heute ist ein Produkt (oder vielleicht ein Symptom) dessen, was oft als neuer Geist des Kapitalismus bezeichnet wird. Wir werden sogleich erklären, was das heißt, aber um die relative Neuheit dieses Geistes deutlich zu machen, müssen wir etwa ein halbes Jahrhundert zurückgehen, um eine erheblich andere Kultur des Kapitalismus zu finden. Treffend illustriert sie John Bracks Gemälde *Collins St, 5 p.m.* aus dem Jahr 1955. Dieses berühmte Bild porträtiert den Alltag der »Organisationsmenschen« in einer australischen Großstadt. Es hält einen vertrauten Moment fest: Erschöpfte Büroarbeiter machen Feierabend und treten in Scharen den Heimweg an. Diese bedrückt aussehenden, in schmutzigen Farben gemalten Gestalten eilen alle in eine

Richtung – vermutlich zum Bahnhof. Auch wenn wir bei genauem Hinsehen auf ihren Gesichtern Zeichen von Individualität entdecken, kommen sie uns doch wie eine Masse standardisierter Drohnen vor, die im Takt einer bürokratischen Maschine vorwärtsmarschiert. In ihren Augen ist kein Funke von Subjektivität. Ihre Gesichter sind vielmehr von Jahren am Schreibtisch gezeichnet. Hier ist kein Platz für Fantasien über Selbstverwirklichung.

Jetzt schauen wir noch mal auf den optimistischen Hipster-Karrieristen, dessen größte Furcht es ist, ein ununterscheidbarer Teil einer stumpfsinnigen Masse zu werden. Zusammen konstituiert diese neue Generation flexibler Arbeiter nicht eine Menge angepasster Wesen, sondern eine Schicht konkurrierender Egos. Sie kennen nicht die Spaltung zwischen Arbeit und Zuhause, vielmehr leben sie in einer Mischform aus Arbeit und Zuhause. Sie bilden keine einsame Menge, sondern sind miteinander verbundene Einzelgänger. Nicht Bürokraten, sondern »Authentikraten«.

Diese Gegensätze umfassen zwei ganz verschiedene Phasen des Kapitalismus. *Collins St. 5 p.m.* schildert das Leben unter dem fordistischen Geist des Kapitalismus – eine Masse relativ wohlhabender, effizient organisierter, standardisierter Bürokraten. Sie haben einen Ort mit Namen Arbeit und einen Ort mit Namen Zuhause; sie genießen Sicherheit, und sie teilen gemeinsame Erfahrungen. Aber dieses Leben aus bezahlter Arbeit und täglichem Trott entlang der Collins Street um 5 Uhr nachmittags hat seinen Preis: den Verlust von Individualität und Authentizität. Der monotone Rhythmus von Arbeit und Leben ruft ein Gefühl von Unzufriedenheit und Langeweile hervor. Während unter dem Fordismus das Leben sicher und verlässlich ist, ist es auch öde. Für den Mann/die Frau von heute verhalten sich die Dinge anders. Sie führen oft ein erlebnisreiches Leben, wo sie im Zentrum ihres eigenen Identitätsdramas stehen, während sie zwischen den großen Unsicherheiten von Arbeit, Leben, Liebe und Vergnügen pendeln.

In ihrem Buch *Der neue Geist des Kapitalismus* erkunden Luc Boltanski und Eve Chiapello diese Transformation bis ins kleinste Detail.[16] Warum sind wir so besessen von Eigenschaften wie Flexibilität, Fluidität, Connections und Selbstdarstellung? Was macht diese Ideale so anziehend? In ihrer Analyse gehen Boltanski und Chiapello zurück bis zur Großen Depression der dreißiger Jahre und der darauf folgenden sozialen Unruhe, um die Herausbildung des fordistischen Kapitalismus zu erfassen. Zu diesem Zeitpunkt trafen sich verschiedene Bewegungen in einer neuen sozialen Forderung, nämlich Sicherheit. Es war der Gedanke der Sicherheit, gepaart mit Effizienz, Produktivität und Rationalität, der dem fordistischen Geist zugrunde lag. Dies sind die Werte, die in Bracks *Collins St 5 p.m.* dargestellt werden.

Natürlich wurden diese Werte nicht allgemein geteilt. Kritiker lieferten Gründe dafür, dass der Fordismus einsame und entfremdete Menschen produzierte, die völlig getrennt waren von allem, was sie für begehrenswert hielten. Er verurteilte Menschen zu einem Leben nach dem immer gleichen Muster: sicher, effizient, seelenlos.

Während der späten 1960er Jahre wuchs die Empörung dagegen. Viele Leute begannen, etwas jenseits bloßer Sicherheit zu verlangen wie Lebenssinn, Authentizität, Selbstdarstellung und wahre menschliche Beziehungen. Kurz gesagt, sie wollten den einschränkenden Erfahrungen eines solchen Lebens entfliehen. Boltanski und Chiapello argumentieren, dass diese Forderungen später Teil eines neuen Management-Jargons wurden. Heutzutage finden sich diese gutgemeinten Slogans von Aktivisten überall an den Arbeitsplätzen: kreative Arbeit, flexible Projekte, Netzwerkorganisationen, visionäre Führung, intensive Kommunikation, Befreiungsmanagement und so weiter. Mit dem Aufkommen des neuen Geistes des Kapitalismus erfuhr Arbeit eine dramatische Verwandlung. Sie sollte nicht mehr langweilig, entfremdend oder entmenschlichend sein, sondern wurde als ein Weg für die Arbeitenden angesehen, ihre ungenutzten Potentiale zu entdecken und sich selbst darzustellen. Die kreative Kritik am Kapitalismus – dass Unternehmen uns unauthentisch machen – hat sich verkehrt und wird nun von Firmen benutzt, um ein neues kulturelles Ideal einzuführen, das zum Teil auf der Kreativität von Künstlern, unternehmerischen Fähigkeiten und gegenkulturellen Momenten basiert.

Heutzutage finden wir diese künstlerischen Ideale an vielen Orten, am sichtbarsten in den Kreativindustrien. Zu Beginn des neuen Jahrtausends wendeten IT Startups zumindest ebenso viel Anstrengung dafür auf, ein Image gegenkultureller Coolness zu kreieren, wie sie Produkte und Dienste lieferten. Oft zogen sie in verlassene Lagerhallen und füllten sie mit Designermöbeln und nerdigen Typen, die auf Skateboards herumkurvten. Das war lange vor Google. Aber die Kultur der Coolness ist auch eine Kultur der Überarbeitung. In seinem Bericht über Razorfish, eine legendäre Firma der ersten Generation cooler IT Startups, bemerkt Andrew Ross, wie die Beschäftigten durch die Beseitigung des Unterschieds zwischen Leben und Arbeit zu allen Zeiten im Büro gehalten wurden. Ross nannte das »geeksploitation« (»Mausbeutung«).[17]

Während Razorfish mit der Dot.com-Blase verschwand, haben diese »coolen« Arbeitsplätze überlebt. Auf einer neueren Liste solcher Arbeitsplätze[18] findet sich etwa Red Bulls Londoner Büro mit Rutschen statt Treppen oder ein Freiberufler, der einen alten Wohnwagen in ein Heimbüro umgebaut hat. Aber mehr als durch Coolness unterscheidet sich das Büro des neuen Kapitalismus durch seine Geringschätzung der Hierarchie. Eines der bekanntesten Unternehmen der letzten Jahre ist der

Online-Schuhladen Zappos mit Sitz in Las Vegas. Ende 2013 verkündete das Unternehmen, es werde eine »Holacracy«. Traditionelle Managerhierarchien und Stellenbeschreibungen wurden abgeschafft und durch 400 »sich selbstregelnde Kreise« ersetzt. Um die richtigen Leute mit der »richtigen Einstellung« zu finden, werden voraussichtlichen Angestellten Fragen gestellt wie »Auf einer Skala von 1 bis 10, wie abgedreht sind Sie?« Eine Personalberaterin beschrieb, wie sie »mit Tony [Hsieh, Zappos' Boss] während meines Einstellungsgesprächs drei Wodka hatte«.[19] Andere bizarre Details über Zappos schließen die Party zum vierzigsten Geburtstag des Bosses ein, auf der jeder in einer Gruppe von Mitarbeitern ein ähnliches Tattoo erhielt.

Aber was gegenwärtige Beschäftigungsverhältnisse wirklich mit dem Künstler gemein haben, das ist die Unsicherheit. Gemäß dem Geist des neuen Kapitalismus findet man Arbeitsplätze, die auf den Ausdruck von Individualität Wert legen. Aber sie sind nicht besonders sicher. In seinem Buch *Non-Stop Inertia* weist Ivor Southwood darauf hin, dass prekäre Anstellungsbedingungen »die schmutzige Wäsche großer Organisationen« geworden sind, von der »sich Vorstandsvorsitzende und Produktivitäts-Gurus angewidert abwenden«.[20] Diese Stellen dauern von Monat zu Monat, Woche zu Woche, sogar von Stunde zu Stunde.

Manche beruhen auf Null-Stunden-Verträgen, wo die Beschäftigten jederzeit bereit zum Arbeiten sein müssen. Auch haben sie zu akzeptieren, dass ihre Arbeit zu jedem beliebigen Zeitpunkt fristlos beendet werden kann.

In seiner Analyse des Lebens mit prekärer Arbeit listet Southwood die vielen Jobs auf, die er hatte, vom Pfleger und Putzmann bis zum Lagerarbeiter. Das Einzige, was sie miteinander gemein haben, ist, dass sie fristlos beendet werden können. Als Southwood in einem Warenlager arbeitet, fällt ihm auf, dass er sich ständig fragt: »Ist dies der Augenblick der Kündigung?«[21] Er beschreibt, wie seine Kollegen und er »den Ort hassten und alles verachteten, wofür er stand, und doch fürchteten wir, ›freigesetzt‹ zu werden in ein ökonomisches Vakuum, wo es schwer ist, Arbeit zu finden, und wir uns anderen potentiellen Arbeitgebern als zugleich begeistert, gefügig und flexibel präsentieren müssen«.[22] Während die prekären Arbeitsbeziehungen den Beschäftigten ständig das Gefühl geben, existentiell verwundbar zu sein, kommt, so Southwood, eine besonders grausame Laune des Schicksals hinzu: Obwohl sich die Beschäftigten in einer unsicheren Lage befinden, müssen sie diese Gefühle verbergen und ein zuversichtliches, fröhliches und verwendungsfähiges Selbst zur Schau stellen.

Und hier kommen wir auf den Mann/die Frau von heute zurück. Er/sie ist nicht nur die archetypische Figur der neuen Kultur des Kapitalismus. Er/sie ist das Image, dem wir alle nacheifern müssen, um zurechtzukommen. Wir müssen ständig in Bewegung sein. Wir tweeten, posten, hosten, teilen, verlinken, liken. Der flexible Arbeiter hat niemals Ruhe. Entscheidend ist nicht, was man erreicht hat, sondern was man werden kann. Was zählt, ist das potentielle, nicht das tatsächliche Ich.

Die Forderung, authentisch, positiv und selbstdarstellerisch zu sein, richtet sich eben nicht nur an die wenigen Mitarbeiter bei Zappos oder Google. Die meisten derjenigen, die sich diesen Forderungen ausgesetzt sehen, arbeiten anderswo, in Lagerhallen, im Gesundheitswesen oder banalen Bürojobs. Selbst die Arbeitslosen können sich diesen Forderungen nicht entziehen (wie wir in Kapitel 4 sehen werden). Die scheinbare Unvereinbarkeit zwischen aufgekratztem Selbstcoaching-Jargon einerseits und der Unsicherheit der Arbeit andererseits wird präzise dargestellt in der Dokumentationssendung *The Call Centre*. Aufgenommen in der südwalisischen Stadt Swansea, die von Arbeitslosigkeit und sozialer Malaise heimgesucht wird, zeigt diese Dokumentation, wie junge Leute gezwungen werden, sich an ihrem Arbeitsplatz als glücklich darzustellen. Unter dem Slogan »Happy people sell« versammelt der Manager Big Nev neue Mitarbeiter am ersten Tag ihres Jobs zu einem gemeinsamen Liedersingen. Sie singen krampfhaft, da sie wissen, dass Big Nev zuvor diejenigen gefeuert hat, die nicht mitmachen.

Im Zentrum dieser prekären Beschäftigungsverhältnisse steht das rigorose Beharren darauf, dass das Wählen eine individuelle Angelegenheit ist. Es wird uns ständig gesagt, dass wir unser Aussehen, unsere Freunde und unsere Arbeit selbst wählen. Wir können uns dafür entscheiden, positiv, produktiv und auf Linie des Unternehmens zu sein. Temporäre Beschäftigung wird oft als ein Weg präsentiert, die Wahlmöglichkeiten zu maximieren, nicht nur für den Arbeitgeber, sondern auch (merkwürdig genug) für den Arbeitnehmer. Laut Renata Salecl bringt uns dieser Zustand ständiger Unsicherheit dazu, »wie ein Unternehmen zu handeln: einen Lebensplan mit unseren Zielen aufzustellen, langfristige Investitionen zu tätigen, flexibel zu agieren, unser Lebensunternehmen umzustrukturieren und die notwendigen Risiken einzugehen, um unseren Profit zu maximieren«[23] All dies erfordert ein ständiges Wählen, wer wir sein wollen, enthält aber auch die verborgene Mitteilung, dass wir vielleicht die falschen Entscheidungen treffen. Salecl argumentiert, dass diese Aufforderung zu wählen große Angst mit sich bringt. Alles könnte immer anders sein, wenn wir nur anders wählten. Ein solches Bewusstsein eröffnet eine Art existentiellen Leerraum, der uns in Panik versetzt. Angesichts der Tyrannei des Wählens scheinen wir zu fragmentieren. Sie ist da, in allen Situationen, von den alltäglichsten wie die Wahl einer Käsesorte bis zu den folgenreichsten wie die Wahl eines Karrierewegs oder eines Lebenspartners. Die völlige Zufälligkeit und Unentscheidbarkeit der Wahl bereiten uns Horror. Und was uns noch mehr entsetzt, ist, dass wir für jede Entscheidung verantwortlich sind (selbst wenn sie für uns getroffen wird). Wenn also alles schief geht, haben wir es nur uns selbst zuzuschreiben. Gezwungen, zwischen ihren vielen möglichen Selbst zu wählen, sind die Männer / Frauen von heute geplagt von Angst. Es ist kein Wunder, dass die beiden oben zitierten Werbespots so zusammenhanglos und wirr sind – die Frau / der Mann von heute treibt mit im Strom der Angst.

Suche in dir selbst

Der beliebteste Ausbildungskurs im Googleplex (Googles Hauptquartier in Kalifornien) ist nicht Programmieren, Führungsstil oder Buchhaltung. Es ist ein Kurs, der Google-Ingenieure »Achtsamkeit« lehrt. Seit seiner Einführung haben über 1000 Angestellte an dem Kurs mit dem Titel »Search Inside Yourself« teilgenommen. Die Initiative kam von Chade-Meng Tan, einem 41-jährigen ehemalige Softwareingenieur mit dem offiziellen Titel »Jolly Good Fellow« (»Ein famoser Kerl«). In seinem Buch *Search Inside Yourself* beschreibt Tan als das Ziel des Kurses, den Teilnehmern zu helfen, sich zu »optimieren«, indem sie ihre emotionale Intelligenz steigern.[24] Durch aufmerksames Lauschen auf ihre Körpersignale können die Teilnehmer das entwickeln, was Tan »eine hochauflösende Wahrnehmung der Emotionen« nennt. Dadurch lässt sich eine bessere Intuition entwickeln, was wiederum eine Art psychischer Weitsicht ermöglicht.

»Wir brauchen einen Experten«, erklärt Tan seinen Zuhörern. »Dieser Experte sind Sie. Diese Klasse soll Ihnen dabei helfen herauszufinden, was Sie bereits wissen.«[25] Nachdem sie aufgefordert wurden, in sich hineinzuschauen, müssen die Teilnehmer eine Reihe von Übungen absolvieren, die den meisten Life Coaches vertraut sind. In einer Übung sollen die Teilnehmer drei ihrer Kernwerte miteinander teilen. In einer anderen sollen sie in sieben Minuten darüber schreiben, wie sie sich ihr zukünftiges Leben vorstellen. Dann werden sie aufgefordert, sich zwei Minuten lang auf ihren Atem zu konzentrieren. Tan kommentiert: »Dauerhaftes Glück ist schlicht dadurch möglich, dass man die Aufmerksamkeit auf den Atem richtet.«[26]

Die weitverbreitete Popularität dieses Phänomens hat Achtsamkeit zu einer Industrie auswachsen lassen. Es gibt jetzt Achtsamkeits-Apps, Ausbildungsprogramme für Achtsamkeit, Achtsamkeits-Coaches und sogar eine neue Wissenschaft der Achtsamkeit.

Die Achtsamkeitsindustrie organisiert regelmäßig Events, wie zum Beispiel die »Wisdom 2.0«-Konferenz, zu der namhafte Sprecher eingeladen werden und wo kleinere Startups ihre Produkte präsentieren. Die Begeisterung für Achtsamkeit geht inzwischen weit über kalifornische Computerprogrammierer und New Age-Unternehmer hinaus. Eine eher unvermutete Institution, die vor kurzem damit begonnen hat, die Techniken der Achtsamkeit zu nutzen, ist das US Marine Corps. Mit einer Technik, die »Bewusstseinsfitness-Training« genannt wird, hofft man, den posttraumatischen Stress und die hohe Selbstmordrate bei Soldaten, die aus Kriegen zurückkehren, zu reduzieren. Im Camp Pendelton in Kalifornien wird 160 Marines »beigebracht, ihre Aufmerksamkeit zu schärfen, indem sie sich in einer Ruhepause auf ihre Körpergefühle einschließlich des Atmens konzentrieren«, nachdem sie »in ein simuliertes afghanisches Dorf mit schreienden Schauspielern und kontrollierten Explosionen« geschickt werden, um ihre neu erworbenen Achtsamkeitstechniken zu praktizieren.[27]

Die Kerntechniken der Achtsamkeit werden schon seit Jahrtausenden angewandt. Die meisten Bücher über Achtsamkeit erinnern den Leser gern an diese tiefen historischen Wurzeln. Verweise auf den Buddhismus und die christliche Mystik sind inzwischen Gemeinplätze. Was jedoch an der »gegenwärtigen Achtsamkeit« einzigartig ist, das ist ihre »Verpackung«. Es handelt sich um eine merkwürdige Mischung aus östlicher Spiritualität, Selbsthilfe, Neurowissenschaft, Technikfetischismus und postmodernem Geschäftsjargon, dargereicht im Stil des lässigen Managers. In einem Buch wie *Search Inside Yourself* bewegen wir uns problemlos zwischen alter tibetischer Weisheit und Doppelblind-Gutachten mit Kernspintomographen.

Hierin liegt die Anziehungskraft der Achtsamkeit. Abgesehen davon, dass sie ein klares Ziel vorgibt (produktiver werden) und einem dabei hilft, in Berührung mit einer tieferen, spirituelleren Seite des Selbst zu kommen, beruft sich das Konzept der Achtsamkeit auf die Unterstützung der Wissenschaft. In einem Artikel der *Huffington Post* wird darauf hingewiesen, dass die Advokaten der Achtsamkeit oft unbegründete Behauptungen aufstellen.[28] Sicher, es mag Beweise geben, die nahelegen, dass Achtsamkeit dem Einzelnen helfen kann, Stress und Angst zu reduzieren, aber die großspurigen Behauptungen erscheinen weniger begründet. So gibt es zum Beispiel keinen eindeutigen Beweis dafür, dass Achtsamkeit die Leistungsfähigkeit steigert, Arbeitsausfall verringert, »die Sozialkompetenz« verbessert oder Organisationen freundlicher, mitfühlender und zukunftsfähiger macht. Dies ist nicht notwendigerweise eine Hauptsorge derjenigen, die Bücher und Kurse über Achtsamkeit verkaufen. Nicht auf die Qualität oder Zuverlässigkeit der Beweise kommt es an, sondern dass es sich *wahr* anfühlt und dass es die Aura der Wissenschaft hat. Diese Art des überzogenen Versprechens ist typisch für das, was Ben Goldacre »Bad Science«[29] nennt.

Aber das wohl anziehendste Element der Achtsamkeit ist ihr Versprechen, als ein Allheilmittel für viele der endemischen Probleme des postindustriellen Kapitalismus zu wirken, wie etwa Angst, Stress und existentielle Unsicherheit. Ron Purser und David Loy weisen darauf hin, dass »Unternehmen auf den Zug der Achtsamkeit aufgesprungen sind, weil sie praktisch die Last dem einzelnen Mitarbeiter zuschiebt: Stress wird zu einem rein persönlichen Problem, und Achtsamkeit wird als genau die richtige Medizin angeboten, um den Angestellten dabei zu helfen, in einer toxischen Umgebung effizienter und ruhiger zu arbeiten«.[30] Achtsamkeit ist den beiden Autoren zufolge ein Weg, die Verantwortung für soziales Leiden auf den Einzelnen abzuwälzen. Anstatt also die eigentlichen Ursachen für diese Gefühle anzugehen, liefert uns die Achtsamkeit »Werkzeuge« zur Selbsthilfe. Das Grausamste an dieser Verdrehung ist, dass Stress, Angst und Depression nicht als eine Wirkung der Arbeitsumgebung gesehen werden. Sie sind vielmehr eine Folge der eigenen trägen und unkonzentrierten geistigen Gewohnheiten. Wenn man sich durch zu viel Arbeit gestresst oder angesichts einer bevorstehenden Umstrukturierung unsicher fühlt, muss man nur die Kakophonie negativer Gedanken beseitigen, tief atmen und sich konzentrieren.

Nicht nur bürden die Lehren der Achtsamkeit viele der strukturellen Unsicherheiten der heutigen Wirtschaft wieder dem Einzelnen auf, sie verstärken auch die Vorstellung, dass Unbeständigkeit, ständige Fluidität und Veränderung nicht etwa die Auswirkungen eines Wirtschaftssystems sind, das zunehmend prekäre Beschäftigungsverhältnisse und fragmentierte persönliche Beziehungen schafft. Nein, behauptet wird, dass Unbeständigkeit eine unmittelbare Widerspiegelung des Grundcharakters der Realität ist. In einem Artikel, der im *Journal of Management Inquiry* veröffentlicht wurde, heißt es, »Unbeständigkeit ist die Erfahrung, dass alles veränderlich ist, zerfällt, sich langsam auflöst, steigt und fällt und dass es nur die Erfahrung von Moment zu Moment gibt.«[31] Durch die Betonung der flüchtigen Beschaffenheit der Welt tragen solche Kommentare dazu bei, die willkürlichen Umstrukturierungen von Unternehmen, die die Lebensgrundlagen von vielen Tausenden fundamental beeinflussen, für normal zu halten. Auch Ivor Southwood hebt hervor, dass die Erfahrung weitverbreiteter Unsicherheit als vollkommen normal, als »die Natur der Dinge« bezeichnet wird.

Während Achtsamkeit eine Vorstellung von Wirklichkeit unterstützt, in der alles in einem ständigen Fluss ist, wirft sie uns zurück in die einzig unmittelbare Wirklichkeit, die wir kennen – unseren eigenen Körper. Und das ist auch oft das Mantra der Achtsamkeitskurse: Wir müssen auf die Weisheit unseres Körpers hören.

Wenn wir unseren Verstand und andere elementare Hilfsmittel zum Treffen von Entscheidungen (wie etwa empirische Evidenz, die Ansichten anderer und soziale Normen) ignorieren und stattdessen anfangen, »auf unseren Körper zu hören«, um Urteile und Entscheidungen zu fällen, wird der Körper das, was Hervé Juvin ein »Wahrheitsregime« genannt hat. »Darauf«, schreibt er, »setzen wir alle unsere Hoffnungen, davon erwarten wir eine Realität, die ansonsten verrinnt.«[32] Wenn alles andere – äußere Realität, Institutionen, Beziehungen – als flüchtiger Moment angesehen wird, dann bleiben nur der Körper und seine verborgene Weisheit, auf die wir uns verlassen können. Indem wir unseren Körper befragen und auf seine subtilsten Signale achten, können wir angeblich die Wahrheit finden, nicht nur darüber, wer wir sind, sondern auch darüber, was das gute Leben ausmacht. Urteile sollen nicht durch sorgfältige rationale Analyse gefällt werden, sondern aus dem Bauch.

Wenn der Körper eine Art »Wahrheitsregime« wird, dann ist es nicht besonders überraschend, dass wir so zwanghaft unseren Körper selbst gegen die geringsten Störungen verteidigen. Alles, was unseren Körper verletzt, und sei es noch so ausgedacht, wird als eine gewaltige Drohung wahrgenommen. Eines der bekanntesten Beispiele für derartige Verletzungen ist heutzutage das Rauchen.

Warum alle es lieben, Raucher zu hassen

Rauchen ist nicht nur schlecht für die Gesundheit; es ist auch schlecht für die Karriere. 2011 brachte die *New York Times* einen Artikel, der schildert, wie einige amerikanische Krankenhäuser zunehmend eine strenge Beschäftigungspolitik gegenüber Rauchern entwickelt haben.[33] Unzufrieden mit den Resultaten der bisherigen Vorgehensweise, haben sie nun ihre Taktik vom Rauchverbot zum Ausschluss der Raucher geändert. Das bedeutet, dass nicht einmal eine Zigarette außerhalb der Räumlichkeiten, vor oder nach der Arbeit, geduldet wird. Um sicherzugehen, dass sie jemanden einstellen, der überhaupt nicht raucht, müssen sich künftige Mitarbeiter einem Urintest unterziehen, ähnlich dem, der bei Drogenkonsumenten angewandt wird.

Um solche in die Privatsphäre eingreifenden Strafmaßnahmen zu rechtfertigen, sagten die Arbeitgeber, sie seien an dem Wohlergehen ihrer Mitarbeiter interessiert. Natürlich machten sie sich auch Gedanken über die wirtschaftlichen Kosten des Rauchens, wie etwa die verringerte Arbeitsproduktivität und höheren Ausgaben für die Gesundheitsversorgung. Sie behaupteten, frühere »weichere« Maßnahmen wie das Angebot von Programmen zur Rauchabstinenz oder das Rauchverbot am Arbeitsplatz hätten nicht die gewünschten Ergebnisse gebracht. Seitdem die angesehene Cleveland Clinic 2007 einen Einstellungsstopp für Raucher verfügte, sind andere Krankenhäuser in den USA dem Beispiel gefolgt.

Oberflächlich betrachtet geht es in dieser Debatte um

Ökonomie und Gesundheit. Rauchen ist kostspielig (für die Gesellschaft und die Arbeitgeber) und ist schlecht für die Gesundheit. Allerdings sind Raucher auch ein Gegenstand neugierigen Interesses geworden, sowohl in privaten als auch öffentlichen Diskussionen. Tatsächlich ist es inzwischen vollkommen akzeptabel, Raucher lächerlich zu machen. Sie werden oft als komisch und ekelhaft zugleich angesehen, wie etwa Patty und Selma, die zwei kettenrauchenden, ständig hustenden Tanten in *The Simpsons*. Aber warum ist das so? Warum scheinen Raucher komisch zu sein? Und warum lösen sie so viel moralische Empörung aus? Man vergisst oft, dass noch vor ein oder zwei Jahrzehnten Raucher und Rauchen das Normalste auf der Welt waren. Man konnte sich eine Zigarette anstecken, ohne dass irgendjemand darauf achtete. Büros, Autos, Flugzeuge, Geschäfte – wohin auch immer man ging, Aschenbecher standen sichtbar bereit. Und der Gesundheitsbereich war keineswegs immun.

Die neueste Beschäftigungspolitik, die empfiehlt, Raucher statt das Rauchen zu verbannen, ist Teil einer langen Geschichte, in der das Rauchen reguliert oder gar verboten wurde. Nazi-Deutschland verhängte als erste Nation ein Rauchverbot an öffentlichen Orten. Es war auch unter dem Naziregime, dass der Zusammenhang zwischen Rauchen und Krebs zuerst festgestellt wurde. Robert Proctor schreibt in seinem Buch *Blitzkrieg gegen den Krebs*: »Die deutsche Forschung zu den Gefahren des Tabakkonsums war tatsächlich eine Zeit lang weltweit die fortschrittlichste ihrer Art, so wie die Deutschen auch auf zahlreichen anderen Gebieten des Kampfes gegen das Rauchen führend waren.«[34] Nazi-Deutschland bietet ein interessantes Beispiel, wie sich gelegentlich Wissenschaft und moralische Entrüstung gegenseitig beeinflussen und unterstützen. Raucher galten in Nazi-Deutschland als Bürger zweiter Klasse, standen im Ansehen fast so niedrig wie Alkoholiker, die zu den Ersten gehörten, die in die Konzentrationslager gesteckt wurden. Es war klar, dass Rauchen im Gegensatz zur Ideologie rassischer Hygiene und körperlicher Reinheit stand. Wissenschaftliche Beweise, die in diese Richtung wiesen, bestärkten die Leute darin, bereits bestehende Vorurteile aggressiver zu äußern.

Im Laufe der letzten siebzig Jahre haben Recherchen die Gefahren des Rauchens in vielen Details aufgezeigt. Begleitet wurden sie von zunehmend restriktiveren Verboten. Heutzutage ist es in den meisten entwickelten Volkswirtschaften verboten, am Arbeitsplatz zu rauchen, und es ist zunehmend üblich geworden, Rauchen an öffentlichen Orten wie Bürgersteigen und Parks zu verbieten. Interessant ist, dass diese Verbote weitgehend dem neoliberalen Geist der individuellen Wahl widersprechen. Als freie Männer und Frauen sollten wir in der Lage sein, mit unserem Körper zu tun, was wir wollen. Wir sollten die Freiheit haben, eine Zigarette anzustecken, wenn wir Lust dazu haben. Um diesen Widerspruch zwischen Freiheit einerseits und Bevormundung andererseits zu überwinden, werden Rauchverbote vor allem mit medizinischen Begriffen gerechtfertigt. Danach geht es nicht darum, die Freiheit des Rauchers zu beschränken, sondern die Freiheit derjenigen zu sichern, die ungewollt den Rauch inhalieren. Ein interessanter Aspekt der Diskussionen, die zu dem Rauchverbot in Restaurants führten, war die potentielle Bedrohung, die das Rauchen für die in dieser Umgebung Beschäftigten darstellt. Dies ist bemerkenswert, weil die Rechte von Gastronomiearbeitern wie etwa der Mindestlohn oder gesetzliche Arbeitsverträge ansonsten oft ignoriert werden.

Eine plausible Erklärung, warum das Rauchen in Restaurants und Gaststätten verboten wurde, ist die, dass es nicht mehr wie früher positive kulturelle Assoziationen weckt. Die Tabakindustrie war ungeheuer erfolgreich darin, das Rauchen mit einer magischen Aura aufzuwerten. In den 1950er Jahren gehörte eine Zigarette zu den unvermeidlichen Accessoires für die elegante Frau, die ein Luxusrestaurant betritt, oder für den freiheitsliebenden Cowboy. Heutzutage sind in der westlichen Welt diese Images weitgehend verschwunden (in ärmeren Ländern dagegen versucht die Tabakindustrie, die Menschen mit ethisch zweifelhaften Strategien zum Rauchen zu ermuntern).[35] Rauchen ist nicht mehr ein kultivierter Ausdruck von Freiheit, sondern wird nun als eine lächerliche, verdammenswerte Aktivität angesehen. Aber diese Verschiebung betrifft nicht nur das Rauchen; sie bezieht sich direkter auf den Raucher, der nun für moralisch und ästhetisch regressiv gehalten wird.

Diese Verschiebung wurde von Chris Grey und Jo Brewis genauer beschrieben.[36] Sie argumentieren, dass medizinisches Wissen unmerklich in eine moralische Redeweise übergegangen ist. Die medizinische Aussage, dass Rauchen schlecht für die Gesundheit ist, entwickelte sich weiter zu der Kurzversion: Rauchen ist schlecht, worauf schließlich die Behauptung folgte, dass Raucher schlechte Menschen seien.

Hierbei gibt es eine wichtige politische Dimension, die nur selten bemerkt wird. Chantal Mouffe argumentiert in ihrem Buch *Über das Politische*, dass das bestimmende Merkmal unserer gegenwärtigen postpolitischen Situation nicht bloß das Verschwinden des Politischen ist, »sondern dass heute das Politische vielmehr im *moralischen Register* ausgetragen wird.«[37] Diese moralische Ebene dient zahlreichen Absichten: Sie trennt uns von den anderen und sagt uns, was richtig und falsch ist. Mittlerweile können wir handeln, als ob es überhaupt nicht um Politik ginge. Wir verbreiten legitime (und wissenschaftlich gestützte) Behauptungen: Zum Beispiel Rauchen ist dumm, und daher müssen auch Raucher dumm sein. Das ist der zentrale Punkt der Moralisierung: sie hat eine entpolitisierende Wirkung. Mit anderen Worten, von einer moralischen Ebene aus können wir Raucher (und andere) stigmatisieren und uns dabei sagen, das habe nichts mit Politik zu tun; es gehe schlicht um Moral.

Eine solche Entpolitisierung ist von absolut zentraler Bedeutung für das Wellness-Syndrom, wobei Glück und Gesundheit die fundamentalen Kriterien für das werden, was als ein moralisches Leben gilt. Moral bezieht sich hier nicht nur auf das Verhältnis zu anderen, sondern es geht um das Verhältnis zu sich selbst, besonders zum eigenen Körper. Renata Salecl weist darauf hin, dass ein wichtiger Aspekt der omnipräsenten Wahlfreiheit der Zwang ist, Verantwortung für die eigene Gesundheitsvorsorge zu übernehmen. In diesem Umfeld »spielt der Arzt nicht mehr die Rolle einer Autorität, die dem Patienten zur bestmöglichen Behandlung rät, sondern sagt ihm oft einfach nur noch, was seine Optionen sind, und überlässt ihm die Entscheidung, welche Behandlung er nach erfolgter Aufklärung wählen (oder ablehnen) will.«[38] Dies bedeutet nicht notwendigerweise eine Befreiung von der medikalisierten Kontrolle. Stattdessen »werden gesundheitliche Probleme zur schlimmsten Sünde des Einzelnen. Wie der Angestellte, der sich schuldig fühlt, wenn er seine Arbeit verliert, weil er unfähig war, rechtzeitig eine neue zu finden, fühlen sich Kranke schuldig, weil sie ihre Krankheit nicht verhindert haben.«[39] Wenn man nicht Verantwortung für seine eigene Gesundheit übernimmt, indem man nicht raucht, führt das nicht nur potentiell zu körperlichem Versagen, sondern gilt nun auch als moralisches Versagen.

Dieses moralische Register wird auf unser Alltagsleben angewandt und reicht von dem, was wir essen und wie wir uns kleiden, bis zum Sex, den wir haben. All diese Aktivitäten werden beurteilt in Bezug darauf, ob sie gut oder schlecht sind. Und da die Grenze zwischen dem Öffentlichen und Privaten verschwindet, ziehen diese alltäglichen Tätigkeiten mehr Aufmerksamkeit auf sich. Es ist nicht so, dass sich die Politik in die Privatsphäre ausdehnt (man erinnere sich an den alten feministischen Slogan: »Das Private ist politisch«). Vielmehr können wir die entgegengesetzte Bewegung sehen, dass größere öffentliche Angelegenheiten als Fragen des individuellen Geschmacks und der Moral behandelt werden. Das Privatleben von Politikern wird nun in allen Einzelheiten geschildert in der Annahme, dass wir vielleicht in ihrem Schlafzimmer, Bad oder ihrer Küche die wahre Antwort auf ihre Politik entdecken. Das reicht von den sexuellen Neigungen Silvio Berlusconis bis zum Musikgeschmack von David Cameron. Jede Woche bringt neue Beispiele dieser moralischen Privatisierung der Politik. Gewiss, die Obsession mit dem Privaten ist nicht gänzlich neu. Die Leute waren immer schon fasziniert von Details aus dem Leben ihrer Politiker. Doch besonders seit dem Aufkommen der Massenmedien, vor allem des Fernsehens, ist die Lebensweise von Politikern ein zentrales Schlachtfeld geworden, auf dem der Kampf um das Gemeinwohl ausgefochten wird.

Eine bessere Welt zu schaffen, ist nicht mehr ein Gegenstand öffentlicher Diskussionen. Es wird zu einer Frage der Wahl des persönlichen Lebensstils. Der tiefe Zynismus der Leute, was die größeren Institutionen betrifft, geht einher mit einem naiven Enthusiasmus für die Verbesserung des Lebens durch einen veränderten Lifestyle. Unmittelbares Handeln ist an der Tagesordnung. Und meistens ist das Ziel dieser direkten Aktion der eigene Körper. Als Hilfsmittel bei solchen Kampagnen dienen Fitnessprogramme, Diäten, Lifestyle-Fernsehshows und Programme über positives Denken. Die großartigen Gestalten sind nicht mehr Politiker, Aktivisten oder Intellektuelle. Heute sind es Promiköche, Glücksgurus und begeisterte Startup-Gründer. Die kernigen Schlagworte dieser Kampagnen heißen Gesundheit und Glück.

2

Der Gesundheitsbasar

»In unserer Kultur ist Fett böse. Es zu essen oder mit sich herumzuschleppen, es zu nähren oder zu ertragen, ist ein Zeichen für ein moralisches Defizit. In ästhetischer, physischer und moralischer Hinsicht ist Fett ein Abzeichen der Schande.«

Richard Klein, *Schöne, fette Welt*[1]

Die Fitnessmoral

»Unsere wichtigste Währung ist nicht Zeit, sondern Energie. Es ist leicht, Leute rund um die Uhr bei der Arbeit zu halten. Der Geist ist willig. Man muss gegen die Biologie kämpfen.«[2] So beschrieb ein Investmentbanker seinen Arbeitsplatz, als er von der Wissenschaftlerin und Ex-Bankerin Alexandra Michel befragt wurde. Wie seine Kollegen arbeitete er 120 Stunden pro Woche und schlief sehr wenig. Um fast alle seine körperlichen Bedürfnisse kümmerte sich die Firma. Für einen jüngeren Banker ist die Bank »wie eine künstliche Welt. Anstatt nach Hause zu gehen, schlüpfen die Leute hier nach 17 Uhr einfach in Freizeitkleidung, hören ihre Musik, und die Firma bestellt für dich das Abendessen. Ironischerweise arbeitest du am Ende viel mehr, weil es so praktisch ist.«[3] Ein Banker beschreibt seine Arbeit als »ein Psycho-Experiment, wo das Licht immer an ist.«[4]

Nachdem sie über einen Zeitraum von neun Jahren Hunderte von Investmentbankern beobachtet hatte, fand Michel ein Muster, wie die Angestellten mit den Anforderungen ihrer Arbeit zurechtkamen. In den ersten drei Jahren nahmen die Banker ihre Körper als etwas wahr, was überwunden werden musste, um den mörderischen Zeitplan einzuhalten. Ein Befragter beschrieb, wie er »alles tat, was ich konnte, um meinen Körper zu betäuben, so dass er mir nicht in die Quere kam.«[5] Versuche, die Schwächen des Fleisches zu überwinden, funktionierten eine Zeit lang. Aber im vierten Jahr ihrer Beschäftigung »schlugen« die Körper der Banker »zurück«. Zuvor freundliche Individuen bekamen nun grundlos Wutanfälle. Ein Befragter beschrieb, wie er »zu einem Taxi eilte, aber die Tür war verschlossen. Der Fahrer wollte sie entriegeln, aber konnte es nicht, weil ich den Griff festhielt. Ich wurde so wütend, dass ich wie verrückt gegen die Scheibe schlug und den armen Kerl beschimpfte.«[6] Ein anderer Banker erzählte Michel, er leide an zahlreichen Verletzungen von seinem regelmäßigen Joggen nach Mitternacht. Viele beschrieben ein überwältigendes Gefühl der Taubheit, den obsessiven Konsum von Essen und Pornographie und dass sie sich systematisch vor den Verpflichtungen gegenüber Familie und Freunden drücken. In ihrem sechsten Jahr hatten die Banker, die noch dabei waren, aufgehört, ihren Körper zur Unterwerfung zu zwingen. Stattdessen hatten sie eine neue Technik gefunden, die sich ausdrücklich auf ein »New Age«-Register der Achtsamkeit stützt, beobachteten den Wechsel der Situationen und kümmerten sich um ihren Körper. Sie »hörten auf ihren Körper« und behandelten ihn wie einen »vertrauten Freund«. Diejenigen, die im Einklang mit ihrem Körper waren, konnten weiterhin die harten Arbeitsbedingungen ertragen.

Der Kampf, das Energieniveau zu halten und produktiv zu bleiben, ist nicht auf Investmentbanker beschränkt. Michel bemerkt, dass es viele Arbeitsplätze gibt, an denen die Menschen extreme Leistungen erbringen müssen, oft indem sie ihren Körper verleugnen oder bezwingen. Sie erwähnt »Jobs in der Finanzwelt, Krankenhäusern, Softwareentwicklung, Unternehmensberatung und auch im Spitzensport, an der Universität und in der Kunst.«[7] Aber es sind nicht nur diese relativ privilegierten Arbeiter, die gezwungen sind, ihre elementaren körperlichen Bedürfnisse zu vernachlässigen. Viele Leute in monotonen Dienstleistungsberufen, in Fabriken und der Landwirtschaft arbeiten ständig jenseits sicherer Grenzen und versagen sich oft etwas so Wesentliches wie Schlaf.

In seinem Buch *24/7: Schlaflos im Spätkapitalismus* argumentiert Jonathan Crary, dass Schlaf eine der letzten Barrieren für die kapitalistische Produktion und Konsumtion ist.[8] Der Bereich des Schlafs befand sich außerhalb der unablässigen Zirkulation der Bilder und Anforderungen an die Arbeit. Jedoch hat sich dieser Raum infolge vieler Innovationen, die von der Industriebeleuchtung der Städte zu Beginn des 19. Jahrhunderts bis zu den gegenwärtigen sozialen Medien und Produktivitätsdrogen wie Modafinil reichen, allmählich aufgelöst. Das Ergebnis ist ein Dauerzustand der Wachheit, nicht nur unter ein paar privilegierten Investmentbankern, sondern auch bei einem wachsenden Teil der Bevölkerung.

Immer »an zu sein« schafft seine eigenen Herausforderungen. Wie Michels Studie zeigt, ist die allergrößte Barriere der Körper. Während der Geist natürliche Hindernisse wie den Schlaf noch überwinden will, schlägt der Körper zurück. Dies ist die zentrale Herausforderung für die Akteure des 24/7-Kapitalismus: gegen den physischen Feind der Produktivität zu kämpfen und den Körper so zu trainieren, wie es jene Banker taten. Die Wichtigkeit solcher auf den Körper gerichteten Interventionen wird in einem Artikel unterstrichen, den Jim Loehr und Tony Schwartz, zwei ehemalige Fitnesstrainer, die nun als Managementberater arbeiten, in der *Harvard Business Review* veröffentlichten.[9] Für sie sind schwerarbeitende Führungskräfte »Unternehmensathleten«. Echte Sportler, wird uns mitgeteilt, haben es viel leichter als ihre Cousins in den Unternehmen. »Der durchschnittliche Profisportler«, schreiben Loehr und Schwartz, »verbringt die meiste Zeit mit dem Training und nur einen kleinen Prozentsatz – höchstens ein paar Stunden – im eigentlichen Wettstreit.« Ganz anders verhält es sich bei den meisten Führungskräften, die »fast keine Zeit mit Training verbringen und auf Abruf 10, 12, 14 Stunden Leistungen bringen müssen.« Aber die Härten eines solchen Lebens gehen darüber hinaus: »Sportler genießen mehrere Monate Saisonpause, während die meisten leitenden Angestellten sich glücklich schätzen können, wenn sie drei oder vier Wochen Urlaub pro Jahr bekommen. Die Karriere eines durchschnittlichen Profisportlers umspannt etwa sieben Jahre; die durchschnittliche Führungskraft darf davon ausgehen, 40 oder 50 Jahre arbeiten zu müssen.«[10] Um immer weiter Leistung zu bringen, müssen »Unternehmensathleten« nach dem streben, was diese »Coaches« einen »idealen Leistungszustand« nennen. Und das erfordert verhaltensbezogene Interventionen wie Ernährungsumstellung (fünf- oder sechsmal am Tag essen, regelmäßig Wasser trinken), Gewichtheben zweimal die Woche, mental fokussiert bleiben und tief atmen, ein klares Schlafregime entwickeln, sich Momente der Spitzenleistung vorstellen und eine »Auszeit« nehmen, um sich wieder mit einem tieferen Sinn für ihre Bestimmung zu verbinden. Auf diese Weise, versichern uns die Autoren, können sich Unternehmensbosse »stark und belastbar fühlen – physisch, mental, emotional und spirituell – und mit mehr Leidenschaft und auf längere Zeit bessere Leistungen zeigen.«[11]

Viele Unternehmen sind diesem Trend gefolgt und ermutigen nun ihre Angestellten, nach Spitzenleistungen zu streben. Eine neuere Studie der Denkfabrik RAND Corporation fand heraus, dass etwas über die Hälfte der Arbeitgeber in den USA mit mehr als 50 Mitarbeitern irgendeine Art von Wellness-Programm am Arbeitsplatz anbieten.[12] Eine andere Studie ermittelte, dass 70 Prozent der Fortune 200 Unternehmen Fitnessprogramme für die Mitarbeiter bereitstellen.[13] Insgesamt geben US-Firmen etwa 6 Milliarden Dollar pro Jahr für solche Programme aus. Die wachsende Popularität hat zum Teil mit der Tatsache zu tun, dass diese Initiativen oft mit der Krankenversicherung für die Angestellten verbunden sind. Um versichert zu sein, wird von den Mitarbeitern häufig verlangt, dass sie an einem Wellness-Programm teilnehmen.

Laut dem Bericht des Weltwirtschaftsforums gehören zu dieser Art von Wellness-Projekten Diätgruppen, Diätberatung, Cafeterien mit Gesundheitskost, Bewegungspausen während der Arbeit, Sportanlagen vor Ort und natürlich das Rauchverbot.[14] Im Zentrum dieser Programme steht ausschließlich der Körper. Indem sie Sport treiben und aufhören zu rauchen, können Angestellte nicht nur ihre Gesundheit verbessern, sondern auch ihr Körperimage. Eine fette oder untypische Körperform ist, worauf Richard Klein in dem Eingangszitat verweist, ein Stigma. Angestellte können ihre Entschlossenheit zeigen, nicht nur gesund, sondern auch moralisch und ästhetisch verantwortungsbewusste Menschen zu sein, mit denen man leicht klarkommt. Auch wird angenommen, dass solche Initiativen ein stärkeres Gefühl der Unternehmenszugehörigkeit kreieren. Bei Patagonia, der Sportbekleidungsfirma, gehen die Mitarbeiter häufig gemeinsam laufen.[15] Eine flexible Arbeitszeit erlaubt es ihnen, mitten am Tag Aktivitäten im Freien nachzugehen, was in einem

Buch mit dem Titel *Let My People Go Surfing* (dtsch. *Lass die Menschen surfen gehen*) von dem Firmengründer Yvon Chouinard stolz propagiert wird.

Ein anderer neuer Gesundheitsfimmel unter Managern ist das »walking meeting« (»das Spaziergespräch«). In einem jüngeren TED-Vortrag warnte die Technologiechefin Nilofer Merchant, dass »Sitzen das Rauchen unserer Generation geworden ist«. [16] Die Sorgen vieler anderer aufnehmend, weist sie auf die erhebliche Menge an Zeit hin, die wir jeden Tag sitzend verbringen (9,4 Stunden für den durchschnittlichen Nordamerikaner), und welche negativen Folgen für die Gesundheit das hat. Um die Sünde des Sitzens zu bekämpfen, schlägt Merchant vor, Geschäftsleute sollten »ihren Konferenzraum abschaffen« und stattdessen sich für »gehen und sprechen« entscheiden. Das tue der Gesundheit gut, schaffe bessere Verbindungen zwischen Teammitgliedern und lenke die Aufmerksamkeit weg von dem potentiellen Zugriff auf ihre Mobilgeräte. Spaziergespräche sollen aber noch viel mehr bewirken. Ein Artikel in der *Huffington Post* bemerkt, dass »kleine Ablenkungen wie das Erspähen eines schönen Vogels (oder wenn man in der Stadt arbeitet, kunstvoll aufgestellte Mülleimer) der Funke sein könnte, auf den Ihr Gehirn gewartet hat, um jene brillante Idee freizusetzen.«[17]

Einen weiteren Schritt in Richtung der Vermischung von Arbeit und Workout stellen die neuesten Büromöbel dar: der Laufbahn-Schreibtisch und seine Variante, der Schreibtisch mit Mini-Fahrrad. Der Laufband-Schreibtisch erlaubt den Angestellten, mit einer langsamen Geschwindigkeit zu laufen – meist zwei oder drei Kilometer pro Stunde –, während sie weiterhin an ihrem Schreibtisch arbeiten. Erfunden wurde er von dem Endokrinologen James Levine, der sich Gedanken über die Gesundheitsrisiken von Menschen mit zunehmend sitzender Lebensweise machte. Indem er ein Laufband am Arbeitsplatz anbrachte, wollte Levine die Leute dazu bringen, sich auch während der Arbeit zu bewegen. Google, Microsoft und Hyatt-Marriott haben diese Workout-Geräte bereits angeschafft. Sie sind auch beliebt bei vielen Freiberuflern, die zu Hause arbeiten. Ein Mann erzählte in einem Interview mit der BBC, dass man während des Laufens am Schreibtisch »ernsthaft Multitasking betreiben kann.«[18] Ein anderer Besitzer eines derartigen Möbelstücks beschrieb, wie schwierig es für ihn war, sich dazu zu überwinden, ins Fitnessstudio zu gehen, so dass er nun häufig fünf Stunden am Tag auf dem Laufband lief, während er seine Arbeit als Softwareentwickler tat. Er verlor 35 Pfund, bekam geschwollene Füße und schrieb währenddessen einen Blog darüber.

Eine ähnliche Erfindung, der Fahrrad-Schreibtisch, zielt ab auf den ökobewussten Hipster. Ein solcher Schreibtisch, kreiert von einem Startup im Bundesstaat New York mit dem Namen Pedal Power, erlaubt den Benutzern, gleichzeitig zu arbeiten, zu trainieren und Elektrizität für Laptops zu erzeugen. In den Worten eines der Gründer von Pedal Power hat das Gerät den zusätzlichen Nutzen, dabei zu helfen, »die Menschen mit der Energie zu verbinden, die sie benutzen« und »zu verstehen, wie kostbar Energie ist und wie schwer es ist, sie zu bekommen.«[19]

Auf den ersten Blick sind die Maßnahmen, die von Wellness-Programmen am Arbeitsplatz bis zum Schreibtisch mit Laufband reichen, alle relativ harmlos. Sie scheinen ein vernünftiger Weg zu sein, Menschen mit einer vorwiegend sitzenden Lebensweise dabei zu helfen, gesund, fit und produktiv zu bleiben. Mancher mag sogar sagen, dass Unternehmen es in ihrem eigenen Interesse tun. Aber wenn wir uns die Versuche, den Arbeitsplatz gesünder zu machen, ein wenig genauer anschauen, bemerken wir, dass es nicht nur um die Schaffung einer gesünderen, zufriedeneren und produktiveren Belegschaft geht. Tatsächlich werden die Vorteile von Wellness-Programmen oft dramatisch überschätzt. Eine Studie weist darauf hin, dass sie nur begrenzt wahrgenommen werden und dass die Gesundheit derjenigen, die teilnehmen, sich nur relativ gering verbessert.[20] Eine andere US-Studie legt nahe, dass Arbeitgeber zwar gewisse Einsparungen durch Gesundheitsprogramme für die Arbeitnehmer machen, aber das werde oft dadurch erreicht, dass die Kosten für die Gesundheitsvorsorge auf diejenigen abgeschoben werden, die eher krank werden (das heißt: auf die Armen).[21]

Wenn der genaue Nutzen von Gesundheitsinitiativen am Arbeitsplatz unklar ist, dann gibt es vielleicht andere Gründe, warum so viele Unternehmen sich für Workouts vor Ort begeistern. Eine Erklärung ist, dass das Engagement von Mitarbeitern für regelmäßige Fitness den Unternehmen dabei hilft, ihre Belegschaft zu formen. Beim Abstrampeln auf einem Laufband am Schreibtisch geht es mehr um die Herstellung eines idealen Arbeiters als um das Erreichen bestimmter Produktivitätsziele. Das schafft eine starke und zwingende Verbindung zwischen dem fitten Mitarbeiter und dem produktiven Mitarbeiter. Leute, die rauchen, übergewichtig sind oder viel sitzen, werden automatisch für inaktiv und unproduktiv gehalten. Das Bild des idealisierten Arbeiters hat sich vom arbeitswütigen Stachanow der Sowjetunion hin zum ertüchtigungssüchtigen Unternehmensathleten gewandelt, der fähig ist, einen anstrengenden Tag voll kreativer Arbeit zu absolvieren und anschließend noch eine Fitnessklasse anzuführen.

Wenn Arbeit körperlicher Ertüchtigung ähnelt und körperliche Ertüchtigung zu einer Form von Arbeit wird, verschwimmen die Grenzen zwischen den Aktivitäten, die einst getrennt waren. Auf Spaziergängen über das Geschäftsbudget sprechen, am Schreibtisch Rad fahren oder sogar während der Mittagspause surfen gehen, all das verquickt Momente der Arbeit und Muße. Statt ein Hindernis für die Gesundheit zu sein, wird Arbeit eine Zeit und ein Ort, wo wir uns mit der Selbstsorge beschäftigen können. Aber auch das Sporttreiben wird zu einer Art Arbeit, um einen idealisierten Körper fit zu halten.

Ein interessantes Experiment, die Grenze zwischen Arbeit und Nicht-Arbeit niederzureißen, findet sich bei Scania, dem schwedischen Nutzfahrzeughersteller. In ihrer Studie zu dem Unternehmen dokumentieren Mikael Holmqvist und Christian Maravelias, wie die Firmenleitung eine Politik des »24-Stunden-Angestellten« betreibt. Dies bedeutet: »Scania kümmert sich um seine Mitarbeiter während und außerhalb der Arbeitszeit. Wir versuchen, ihnen zu helfen, gesünder zu leben. Unser Interesse und unsere Sorge für die Mitarbeiter hören nicht dann auf, wenn sie aus dem Erwerbsleben ausscheiden.«[22] Das Programm enthält viele Standardmaßnahmen zur Gesundheitsvorsorge am Arbeitsplatz wie die Bereitstellung von Fitnessanlagen (die Mitarbeiter erhielten ein Fitnesszentrum als Geschenk zum hundertsten Geburtstag des Unternehmens) und die Veranstaltung von »Mittagsspaziergängen« (zwanzig Minuten Nordic Walking, wofür das Unternehmen Auszeichnungen bekommen hat). Aber es gibt noch eine umfänglichere Reihe von Maßnahmen, die dazu bestimmt sind, fitte und gesunde Arbeiter zu schaffen. All dies wird organisiert von einem großen Gesundheitsteam (bestehend aus Psychologen, medizinischem Personal und Verhaltensexperten), das eng mit der Personalabteilung und Wirtschaftsingenieuren zusammenarbeitet, um eine stete Steigerung der Produktivität zu sichern. Ein Sachbearbeiter für Gesundheitsförderung räumte ein, dass das Unternehmen »den Mitarbeitern nicht vorschreiben kann, richtig zu essen«.[23] Was es jedoch tun kann, ist die Schaffung dessen, was die Forscher beschrieben als »weitreichende Normen, wie sie arbeiten, aber auch wie sie leben und sich zu sich selbst verhalten sollen, um gesund und produktiv zu bleiben«.[24] Zu diesem Zweck hat man ein fortschrittliches Wellness-Program entwickelt, das auf den *ganzen* Mitarbeiter abzielt. Es beinhaltet Aktivitäten wie Gesundheitsprofile, Verbesserungsgruppen, eine Gesundheitsschule und »Gesundheitsgespräche«, wo den Mitarbeitern Fragen gestellt werden wie: Was sind Ihre Essgewohnheiten? Treiben Sie Sport? Rauchen Sie? Wie verbringen Sie Ihre Freizeit? Was sind Ihre Schlafgewohnheiten? Sind Sie einsam? Was wollen Sie mit Ihrem Leben anfangen?

Diese Maßnahmen mögen Außenstehenden aufdringlich erscheinen. Aber überraschenderweise hielten sie viele Angestellte für eine positive Möglichkeit, sich zu verbessern. Einer der Teilnehmer an dem Scania-Programm erzählte den Forschern: »In diesen Zeiten, da Leute wegen der globalen Finanzkrise entlassen werden, muss man fit bleiben, und das Gesundheitsprofil hilft einem dabei.«[25] Für ihn bedeutete das Fit-Bleiben eine Art Arbeitslosenversicherung; es sorgte dafür, dass er ein interessanter Mitarbeiter blieb, nicht nur für den gegenwärtigen, sondern auch für andere mögliche Arbeitgeber, falls er entlassen werden sollte.

Ein auffälliges Merkmal dieser Art von Selbstarbeit ist, dass sie nie beendet sein wird. So wie der vorausschauende Angestellte bei Scania muss man fit bleiben für mögliche Herausforderungen in der Zukunft. Zygmunt Bauman weist in seinem Buch *Flüchtige Moderne* darauf hin, dass »das Streben nach Fitness der Jagd nach einer Beute gleicht, die man erst beschreiben kann, wenn sie erlegt ist. Aber man weiß nie, ob das, was man erlegt hat, wirklich die gejagte Beute ist. Ein Leben im Geist der Fitness verspricht viele gewonnene Schlachten, aber nie den endgültigen Triumph.«[26] Solche Übungsprogramme der Unternehmen hören niemals auf. Nach dem Spaziergespräch kehrt man an den Laufbahn-Schreibtisch zurück, und am Abend folgen mehr Workout-Sitzungen.

Fitness erfordert ständige Arbeit, besonders da man bereit sein muss für unbekannte zukünftige Herausforderungen. In diesem Sinne bedeutet Fitness, wie Bauman schreibt, »ständige Selbstbeobachtung, Selbstvorwürfe, Selbstentwertung und damit auch dauernde Angst.«[27]

Diese Angst und Besorgnis sind nicht auf die Fabrikhalle oder die Spaziergespräche auf dem Unternehmensgelände beschränkt. Sie hören auch nicht nach der offiziellen Arbeitszeit auf, wenn einem niemand mehr über die Schulter schaut. Angesichts der engen Verbindung zwischen dem Ziel, ein idealer Mitarbeiter zu werden, und dem Fit-Sein können wir sagen, dass die Arbeitsethik durch die Workout-Ethik ersetzt worden ist. Anstatt sich zu unablässiger Arbeit und einem genügsamen Leben zu verpflichten, wie es die protestantische Arbeitsethik verlangte, begegnen wir nun Unternehmensathleten, die sich zur ständigen Übung und Gesundheitsüberwachung verpflichten. Während protestantische Unternehmer in der Vergangenheit schwere Arbeit als ein Mittel benutzten, um die schreckliche Frage von sich fernzuhalten, ob sie ihr Leben nach dem Tod im Himmel verbringen oder nicht, betreiben die heutigen Unternehmensathleten Fitness, um die Beantwortung der Frage aufzuschieben, ob sie die Art von aktiven und dynamischen Mitarbeitern sind, die ihr Unternehmen (oder auch andere) interessant findet. Anstatt durch harte Arbeit in den Himmel zu kommen, ist das Fitnesstraining der Preis für den heutigen säkularen Himmel – die Dauerbeschäftigung.

Abnehmen
Ein Vergnügen mit schlechtem Gewissen

Reverend Rick Warren ist ein Pastor in der Saddleback Mountain Church, eine typische Megachurch in Southern Orange County (Kalifornien) mit einer Gemeinde von

30.000 Mitgliedern. An einem Tag im Jahr 2010, als er 858 Menschen taufte, begannen seine Gedanken umherzuschweifen. Als er etwa 500 Taufen geschafft hatte, schoss ihm plötzlich ein Gedanke durch den Kopf: »Wir sind alle fett.« Später erzählte er einer Journalistin der *New York Times*, dies »war kein sehr spiritueller Gedanke« und fügte hinzu: »Ich weiß, ein Pastor sollte nicht so etwas denken, wenn er tauft, aber das war es, was ich dachte: Wir sind alle fett. Ich bin fett, und ich bin ein schlimmes Beispiel dafür.«[28] Diese Offenbarung brachte Pastor Warren dazu, in der folgenden Woche seine Gemeinde vor eine Herausforderung zu stellen: »Okay Leute, ich habe nur drei Pfund pro Jahr zugenommen. Aber ich bin euer Pastor seit 30 Jahren. Also habe ich eine Menge Gewicht zu verlieren. Möchte sich jemand mir anschließen?«[29]

Einige Monate später lancierte Warren eine evangelikale Diät unter dem Namen »Daniel Plan«. Dieses »bahnbrechende Programm einer gesunden Lebensweise, gegründet auf biblischen Prinzipien«, bezieht sein Narrativ aus der Geschichte von Daniel, einem wohlhabenden Juden, der zusammen mit drei Gefährten nach Babylon verschleppt worden war und am Hof des Königs diente. In Befolgung des mosaischen Gesetzes wies Daniel die feinen Speisen wie Fleisch und Wein, die der König ihm anbot, ab und beschränkte seine Nahrung auf Gemüse und Wasser. Dieses religiöse Narrativ ist mit vielen typischen Themen der postmodernen Megakirchen verbunden.

Man kann leicht die Sprache der Selbsthilfe wiedererkennen. Beredt sind allein schon die Titel der spirituellen Lektionen, die als Teil des »Daniel Plans« mitgeliefert werden: »Für gute Gesundheit bekenne deine Sünden«, »Schließe negative Selbstgespräche aus« und »Leg die Schokolade weg und nimm die Bibel in die Hand«. Die Unterstützung einer Reihe von prominenten Gesundheitsexperten (darunter ein Kardiologe der Columbia University mit eigener TV-Show, ein »weltberühmter« Arzt und ein Metabolismusexperte) hat dem Ganzen einen wissenschaftlichen Touch hinzugefügt. Diese Mischung aus religiösem Narrativ, Gesundheitskompetenz und dem Willen zum Erfolg durch Selbstentfaltung hat den »Daniel Plan« für den großen neo-evangelikalen Markt in den USA und darüber hinaus attraktiv gemacht. Geschätzte 150.000 Menschen folgen dieser Diät.

Aber das Fasten ist keineswegs auf nordamerikanische evangelikale Christen beschränkt. Es hat Popularität bei vielen Diätmoden der letzten Jahre gewonnen. Die zentrale Aussage, die sie alle teilen, lautet, dass man sich für einige Tage alles erlauben kann, so lange man sich an anderen Tagen klare Grenzen auferlegt. Zeiten der Askese wechseln sich ab mit Zeiten des exzessiven Vergnügens. Die bekannteste Formulierung dieses Prinzips findet sich wohl in der sogenannten »5:2-Diät«. Diese Grundformel wurde von dem britischen Arzt und Journalisten Michael Mosley geprägt, der eine BBC-Dokumentation über die Vorteile des zeitweiligen Fastens produzierte. Infolge der großen Beliebtheit dieser Dokumentation tat er sich mit einer Ernährungsautorin zusammen und veröffentlichte den Bestseller *The Fast Diet*.[30] Sie behaupteten, dass zwei Tage pro Woche mit sehr begrenzter Aufnahme von Kalorien, gefolgt von Tagen, in denen man isst, was einem gefällt, zu Gewichtsverlust und der Verbesserung vieler wichtiger biologischer Funktionen führen.

Wir wollen uns nicht weiter um die aktuellen Praktiken kümmern, sondern vielmehr die ideologischen und anthropologischen Dimensionen der Diäten bedenken. Als erstes ist dazu zu sagen, dass das Diäthalten eine enge Beziehung zum Übermaß hat. Dem Soziologen Bryan Turner zufolge wird das Abnehmen nur möglich oder erstrebenswert in einer Gesellschaft, wo ein Übermaß an Kalorien verfügbar ist.[31] Er verfolgt den Beginn des rationalisierten Diäthaltens zurück bis zur Frühzeit des modernen Englands und zu dem Werk des Arztes und ersten Diät-Gurus George Cheyne. In einem bekenntnishaften Stil beschrieb Cheyne, wie er im London des frühen achtzehnten Jahrhunderts dem Vergnügen zügellos frönte und es zu einem beeindruckenden Körpergewicht von 448 Pfund brachte. Er verringerte dann seinen Leibesumfang durch eine Diät aus Milch und Gemüse. Auch wenn sie anfangs nur für eine kleine Klasse von Berufstätigen in London gedacht waren, die an den Folgen der exzessiven Einnahme von Nahrung und dem Mangel an Bewegung litten, breiteten sich Cheynes Ideen bald aus. Sie wurden von allgemeineren Moralreformbewegungen aufgenommen, zuerst von der Methodist Church und später von der »Nationalen Effizienzbewegung«, die unter anderem den Ernährungsrat an diejenigen weiter unten in der Gesellschaftsordnung richtete. Es ging diesen Bewegungen um die Verbindung von gesunder Diät und gesundem Körper mit Moral. Nach Turner hatte dies die Wirkung, »eine nüchterne und kräftige Bevölkerung hervorzubringen, deren gesunde Körper nicht durch Krankheiten infolge ›irrationaler‹ Ess- und Trinkgewohnheiten die Produktion beeinträchtigen«.[32]

Cheynes eigene Geschichte folgt einem vertrauten Erzählbogen von einem unnatürlichen Leben im Exzess zu einem glücklichen Naturzustand. Oft versprechen Diäten eine Rückkehr zu einem imaginierten »reinen« Zustand, bevor uns der Überfluss an Nahrung korrumpierte. Einerseits haben wir, so Turner, »die Genügsamkeit des Menschen im unschuldigen Naturzustand«. Andererseits haben wir »die Exzesse des Menschen in der zivilisierten Gesellschaft«.[33] Gefangen in der Gesellschaft der Exzesse, »war der Weg aus dieser Bedingung einer der Askese und Diät«, der »den Körper und Geist wieder gesund machen« konnte.

Dies ist ein zentrales Thema in Diätbüchern. Der Daniel Plan bezieht sich auf einen Ursprungszustand in biblischen Zeiten. Die 5:2-Diät verweist auf Zyklen von Hunger und Festgelage bei unseren prähistorischen Vorfahren. Die paläolithische Diät geht zeitlich sogar noch weiter zurück, indem sie die Gewohnheiten der Höhlenmenschen nachahmt und als Nahrung das empfiehlt, was man töten oder erbeuten kann. Frutarier verfechten eine »Adam und Eva«-Diät, in der nur das erlaubt ist, was man im Garten Eden finden würde: Früchte, Gemüse, Nüsse und dergleichen.

Diäten versprechen typischerweise einen Ausweg aus den Exzessen der modernen Welt und eine Rückkehr zu einem authentischen Leben. Aber der Weg, den Diäthalter dafür gehen müssen, ist gekennzeichnet durch moderne Verfahren instrumenteller Kontrolle und Regulierung. Die meisten Diäten liefern präzise und genau festgelegte Tabellen, die vorschreiben, was und wann man essen darf. Turner fand solch strenge Rationalisierung und Mikro-Disziplin bereits in den Diätinterventionen von Cheyne, der ausführliche Listen für seine Leser anfertigte. Gegenwärtige Diäten verlangen ähnliche Arten der Mikroregulierung und Selbstüberwachung, wie etwa das Zählen von Kalorien, das sorgfältige Überwachen der Mahlzeiten, den ständigen Überblick über den eigenen Body-Mass-Index, die regelmäßige Teilnahme mit anderen Diäthaltern an Beichtsitzungen, das Beschäftigen von Diät-Coaches, die Unterwerfung unter das Ritual des öffentlichen Wiegens, das Aufsuchen von Diät-Websites, die Lektüre von Diätbüchern, das Führen eines Diättagebuchs und die Eingabe der täglichen Nahrungsaufnahme in eine computerbasierte Applikation (die man dann in den sozialen Medien teilen soll). Eine feministische Diät-Kritikerin bemerkte: »Da sich das unschuldige Bedürfnis des Organismus nach Essen nicht leugnen lässt, wird der Körper zum Feind, ein Fremdling, der das selbstdisziplinierende Vorhaben unbedingt durchkreuzen will.«[34]

Diese Erfahrung der Kontrolle wird anschaulich von Cressida Heyes, einem ehemaligen Mitglied der Weight Watchers, beschrieben: Sie sei »niemals in einem anderen Erwachsenenmilieu gewesen, wo Disziplin auf so unbedeutende Verhaltensweisen und Abweichungen angewandt und mit so ernsten und starren Reaktionen vom Personal begrüßt wurde.«[35] Heyes war verblüfft darüber, wie schnell sich die Weight Watchers in ihrer Gruppe den von der Organisation angebotenen Disziplinierungstechniken unterwarfen (wie etwa das Kalorienzählen und kollektive Wiegen).

Sie schildert, dass die Teilnehmer schnell »jedes Augenmaß verloren« und völlig besessen von den kleinsten Einzelheiten der Gewichtsveränderung und Diätbefolgung waren. Indem sie sich dem strengen Disziplinregime unterwarfen, änderten sie nicht nur ihr Verhalten, sondern auch ihr Selbstverständnis. Die täglichen Praktiken des Selbstmanagements wurden nicht als Zumutung empfunden. Sie waren vielmehr eine Quelle der Befriedigung und persönlichen Stärkung, ein Weg, zu sich selbst zu kommen. Oder mit den Worten von Slimming World, der Organisation für Gewichtsmanagement: Sie helfen einem, »der Mensch zu sein, der Sie wirklich sein wollen, jetzt und für immer.«

Kontrollieren, was man isst, ist keine rein private Angelegenheit. Die Gesundheitsförderung ist vielmehr eine weitverbreitete Praxis bei Unternehmen geworden. Bekanntlich stellte Google einen Chefkoch ein, dessen Auftrag es war, dass »die Leute zusammenbleiben und sich nicht zu weit von ihrem Arbeitsplatz entfernen; sie sollen keine schlechten Essgewohnheiten entwickeln, die ihrer Produktivität abträglich sind; sie sollen ihre Zeit nicht damit vergeuden, anderswo essen zu gehen; schließlich soll ein Gefühl der Zusammengehörigkeit entstehen.«[36] Aber wohl seine wichtigste Rolle, wie er es sah, bestand darin, »die Illusion zu erzeugen, man sei nicht bei der

Arbeit, sondern auf einer Art Kreuzfahrt und an einem Urlaubsort«.[37]

Versuche, Mitarbeitern eine Essdisziplin beizubringen, sind keineswegs auf High-Tech-Firmen beschränkt. Ein beinahe allgegenwärtiges Merkmal gewöhnlicher Organisationen sind Gesundheitsgespräche. In ihrer Arbeit über die Beratung von übergewichtigen Angestellten in dänischen Stadtverwaltungen fand Nanna Mik-Meyer heraus, dass diese Therapiesitzungen großes Gewicht auf die Verantwortung der Angestellten legen, gesunde Lebensgewohnheiten beizubehalten. Ein Manager drückte es unverblümt aus: »Wir wollen, dass der Einzelne die größtmögliche Verantwortung für sein Leben und seine persönliche Situation übernimmt … nicht zuletzt seine Fettleibigkeit.«[38] Dadurch, so lautet die Annahme, können die Angestellten ihr wahres, unter Schichten von Fett verborgenes Selbst finden.[39] In einer typischen Intervention hält ein Gesundheitsberater den übergewichtigen Teilnehmer eines Abnehmkurses dazu an, seine Willenskraft zu lokalisieren: »Der Keks lockt Sie ständig … und wenn Sie dagegen ankommen wollen, müssen Sie ihrer Willenskraft ein bisschen Raum geben … wo in Ihnen ist Ihre Willenskraft? Wo? In Ihren Knien? In Ihrer Seite oder in Ihrem Rücken, wo ist sie?« Der Teilnehmer antwortet: »Ich habe keinen blassen Dunst.«[40]

Ein anderes Beispiel findet sich bei Scania, dem schwedischen Nutzfahrzeughersteller, der seinen »Mitarbeitern ein gesundes und nahrhaftes Frühstück und Mittagessen« anbietet, sie aber auch »ansporni, zu Hause gesünder zu essen«. In der »Gesundheitsschule« des Unternehmens werden Mitarbeitern, von denen angenommen wird, dass sie »gefährdet« sind, Techniken der gesunden Lebensweise beigebracht. Das Unternehmen betreibt auch ein »Scania BMI [Body-Maß-Index] Programm«, das ein umfassendes Set von Interventionen anbietet, um den Angestellten zu helfen, den richtigen Lebensstil zu entwickeln. Ein Angestellter erklärte, »Sport treiben, gut essen, im Freien sein und ganz allgemein sich um seine Gesundheit zu kümmern, all das ist hier praktisch die Norm geworden«.[41] Aber es bedeutet auch, in den Worten eines Verhaltensexperten, der für das Unternehmen arbeitet: »Wenn du nie irgendetwas liest, nur herumsitzt und blödes Zeug im Fernsehen anguckst und wenn du nur Fastfood isst und dich nie bewegst, wirst du wahrscheinlich als ein ziemlich unansehnlicher und nutzloser Mitarbeiter enden.«[42]

Charakteristisch für diese Vorstöße von Unternehmen ist, dass sie auf keinen Fall den Eindruck erwecken wollen, sie würden den Leuten eine gesündere Lebensweise aufzwingen. Um Anschuldigungen zu vermeiden, sie intervenierten im Big-Brother-Stil, betonen sie ihre Rolle als bloße Vermittler, die Einzelne ermutigen, »die richtige Wahl« zu treffen. Dem Soziologen Nikolas Rose zufolge versuchen sie, die Bürger »in dem Wunsch nach Gesundheit zu aktiven Partnern zu machen, so dass sie die Verantwortung für die Sicherung ihres eigenen Wohlergehens akzeptieren«.[43]

Menschen zu ermahnen, sie sollten verantwortlicher werden, unterstellt, dass es ihnen in der Vergangenheit an Selbstkontrolle, Willenskraft und Disziplin mangelte. Oder anders gesagt, es impliziert, sie hätten sich wie Kinder verhalten. Und dies ist das infantilisierende Merkmal, das wir in vielen dieser Diät-Interventionen finden. Man denke nur an die Google-Mitarbeiter, denen das Gefühl vorgetäuscht wird, sie wären auf einer Luxuskreuzfahrt oder an die dänischen Angestellten in der Fett-Therapie, die sich vorstellen sollen, wo in ihrem Körper sich die Willenskraft befindet oder an die Beschäftigten bei Scania, von denen verlangt wird, »Gesundheitsschulen« zu besuchen.

In der großen Mehrheit der Fälle funktionieren Diäten nur für eine kurze Zeit, und dann kehren die Leute wieder zu ihrem ursprünglichen Gewicht zurück. Erfahrungen und Vorahnungen vom Scheitern bedrängen viele Diäthalter. In einer Studie tritt zum Beispiel ein IT-Direktor auf, der gesteht, dass er »einen Burger zum Mittagessen haben« wird, obwohl er an einem Programm für »Gesunde Ernährung« teilnimmt. Aber er versichert dem Forscher, dass er etwas in dem Kurs gelernt habe: »Ich esse nun gesündere Burger von Burger King.«[44] Das öffentliche Händeringen über das »Übergewichtsproblem« scheint auf ähnliche Weise zu funktionieren. Es »produziert mehr Angst vor der Fettleibigkeit, aber vermag nicht das Verhalten zu beseitigen, über das es die Leute zu belehren versucht.«[45]

Solch fortwährendes Scheitern erinnert uns daran, dass Diäten nicht nur Quellen der Freude und Selbstverwirklichung sind. Sie verursachen auch dunklere Emotionen wie das Schuldgefühl. Gloria Sternhell bemerkt, dass »ich, wenn ich Menschen über Versuchung, Sünde, Schuld und Scham reden höre, weiß, sie reden über Essen und nicht über Sex.«[46] Um diese hartnäckigen Schuldgefühle loszuwerden, wenden sich viele entschlossen dem Selbstmanagement zu. Zum Beispiel beschreibt Kate Harrison, die Autorin von *5:2 Diet Book*, wie sie »Trennungen, Entlassungen, Trauerfälle, Geldsorgen erlitt – und ein Keks oder eine halbe Packung Kekse ist der einfachste Weg, um sich besser zu fühlen«. Aber sie warnt: »Solange man sich wie so viele von uns in diesem Kreislauf von Frustessen und Schuldgefühlen befindet, ist nichts Gesundes daran. Man isst nur, weil man sich mies fühlt, und danach hat man das Gefühl, wieder versagt zu haben.«[47] Durch das Fasten an zwei Tagen in der Woche konnte sie »weitermachen, ohne sich schuldig zu fühlen«. Diäthalten bedeutet für sie nicht nur Gewichtsverlust und bessere Gesundheit, es geht auch um die Linderung des Schuldgefühls.

Zygmunt Bauman verweist allerdings darauf, dass das

Diäthalten auch den gegenteiligen Effekt haben kann und das Schuldgefühl eher schürt als beruhigt. Die indirekte Botschaft der meisten Diäten, so Bauman, ist: »Du schuldest deinem Körper Aufmerksamkeit und Pflege, und wenn du diese Pflicht vernachlässigst, solltest du dich schämen und schuldig fühlen. Die Unvollkommenheit deines Körpers ist deine Schuld und Schande. Aber die Erlösung liegt in den Händen des Sünders, und nur dort.«[48] Der Zusammenhang zwischen Diäthalten und Schuldgefühlen ist in zahlreichen Studien nachgewiesen. Ein Befragter erklärte: »Sobald ich etwas esse, das meine Diät verbietet, fühle ich mich schuldig, ich fühle mich wirklich schlecht.«[49] Ein solcher Zustand ist nicht überraschend; eine niederländische Studie fand heraus, dass sich 33 Prozent der Teilnehmer an Diätprogrammen danach tatsächlich schuldiger fühlten.[50] Menschen, die ihre Diäten strikt einhalten, hatten stärkere Schuldgefühle als die übrige Bevölkerung.[51] Und abgesehen von zwischenmenschlichen Beziehungen gehörten Diäten zu den meistgenannten Quellen von Schuldgefühlen.[52]

Auch Sigmund Freud wäre darüber nicht überrascht gewesen. In seiner Abhandlung *Das Unbehagen in der Kultur* zeigt er auf, dass Schuldgefühle aus dem Über-Ich hervorgehen, das die Pläne und Wünsche des Ichs heftig tadelt. Manchmal kann das Über-Ich die Gestalt einer realen Person annehmen (der Boss oder der Diät-Coach zum Beispiel). Aber meistens verinnerlichen wir diese Autorität. Wenn dies geschieht, »peinigt das Über-Ich das sündige Ich mit den nämlichen Angstempfindungen und lauert auf Gelegenheiten, es von der Außenwelt bestrafen zu lassen«.[53] Die große Tragödie hier besteht darin, dass »der Triebverzicht nun keine voll befreiende Wirkung mehr hat, die tugendhafte Enthaltung wird nicht mehr durch die Sicherung der Liebe belohnt, für ein drohendes äußeres Unglück – Liebesverlust und Strafe von Seiten der äußeren Autorität – hat man ein andauerndes inneres

Unglück, die Spannung des Schuldbewusstseins, eingetauscht.«[54] Wenn man die Autorität des Über-Ichs internalisiert, verliert man vielleicht den Boss (oder Diät-Coach), aber man liefert sich einem unentrinnbaren Schuldgefühl aus.

Mehr noch, dieser interne Boss ist außergewöhnlich aggressiv. Wir mögen die Autoritätsperson hassen, die uns durch neugieriges Fragen über persönliche Gewohnheiten erniedrigt, aber uns selbst hassen wir mehr. Wenn Schuldgefühle nur eine Quelle schmerzhafter Unruhe wären, würden wir ihrer schnell überdrüssig werden. Aber der Grund, warum Schuldgefühle so hartnäckig sind, besteht darin, dass sie sich auch genießen lassen. Der Wissenschaftler Jason Glynos beschreibt, wie Zaudern und Rauchen ihn mit einem Schuldgefühl quälen, aber gleichzeitig ihm ein Gefühl der Befriedigung geben.[55] Er ist sich auch bewusst, dass das Genießen, das die Momente der Transgression gewähren, ihn nur fester an die Moralvorstellungen von Arbeit und Wohlsein bindet.

Dies sind nicht nur individuelle Erfahrungen. Schuldgefühle können auch gesellschaftlich erfahren werden. Glynos erzählt von dem gemeinsamen Rauchen mit Kollegen irgendwo draußen am Abend. Wenn sie die Krebserreger einsaugen, fühlt sich diese Gruppe heimlicher Raucher nicht nur durch die bedrückende Stimmung in der englischen Provinz und den Arbeitsplatzklatsch verbunden. Sie werden auch durch die gemeinsame Übertretung zusammengehalten. Die kleine geteilte Erleichterung mit dem ersten Zug an der Zigarette rührt nicht nur vom Nikotinkick her. Es ist ein kollektiver Kick durch den Verstoß gegen die Wellness-Ethik. Indem sie zusammen in einem Schuldgefühl schwelgen, entwickeln sie so etwas wie eine gemeinsame Identität. Pascal Bruckner hat das »eine masochistische Identität« genannt – ein kollektives Selbst, das immer nach Bestätigung durch Bestrafung sucht.[56] Solche Gruppen entwickeln ein Gefühl der Solidarität durch kollektive Bestrafung. Das Gleiche gilt für die Gemeinschaft der Diäthalter, die nicht nur durch die verlorenen Kilos verbunden sind, sondern auch dadurch, wie sie die Regeln der Diät verletzen. Es sind diese gemeinsamen heimlichen Übertretungen und die Schuldgefühle, die eine Gemeinschaft von Diäthaltern teilt – aber sie binden sie auch enger an das, dem sie eigentlich widerstehen wollen.

Dem Daniel Plan, der 5:2-Diät oder sonst einer Diät zu folgen, ist nicht bloß eine Sache rationaler Selbsterhaltung, Selbstfindung oder Konformität mit den Normen dessen, was Philip Mirowski »alltäglichen Neo-Liberalismus« nennt.[57] Trübe sind auch die Gründe, warum sich viele Millionen Diäthalter freiwillig auf etwas einlassen, von dem sie wissen, dass sie es nicht zu Ende bringen und dass es sie womöglich fetter machen wird. Weit davon entfernt, die Schuldgefühle abzuschütteln, verstärkt das Diäthalten sie vielmehr. Sind sie auch zweifellos unangenehm, so können Schuldgefühle den langweiligen Alltagserfahrungen doch etwas Reiz hinzufügen. Es ist keine Überraschung, dass die Übergewichtigen so oft zu Diäten hingezogen sind – der unvermeidliche Verstoß macht ihr gewähltes Laster noch genussreicher. Außerdem bietet das Diäthalten das »zusätzliche Extra«, die Menschen durch die geteilten Schuldgefühle und Regelverstöße zu verbinden. In Gesellschaften, wo alles erlaubt ist und soziale Bindungen zunehmend brüchig werden, ist die Schlankheitskur ein Weg, eine Spur riskanten Vergnügens in den Alltag zu bringen und das Gefühl der Einsamkeit zu besänftigen.

Nicht nur bei Diäten spielen Schuldgefühle eine besonders wichtige Rolle, sondern im Wellness-Syndrom ganz allgemein. Der Aufforderung, gesund zu sein, liegt oft eine gar nicht so subtile Botschaft zugrunde: Wenn man sich nicht einer Diät verschreibt, nicht sorgfältig sein Gewicht kontrolliert und sich nicht bemüht, zu einer Art imaginierten Ursprungszustand zurückzukehren, dann ist man ein moralisch fragwürdiger Mensch. Selbst wenn man sich auf eine Schlankheitskur einlässt, wird man wahrscheinlich schlecht dabei wegkommen. Das Endergebnis ist ein anhaltendes Schuldgefühl wegen der unvermeidlichen Fehler, die man dabei begeht. Mehr noch, dieses Schuldgefühl wird zur Verlockung. Es bindet uns nicht nur an die Mitschuldigen, sondern fester noch an das Wellness-Syndrom.

Schuldgefühle mögen verborgene Vorteile haben, aber solche Gefühle lassen sich nur schwer aufrechterhalten – besonders wenn es eine starke Anweisung gibt, optimistisch und selbstbewusst zu sein. Ein Weg, mit unserem unvermeidlichen Scheitern und den damit verbundenen Schuldgefühlen umzugehen, ist es, sie auf andere zu projizieren. Geeignet für diesen Zweck ist die unlängst aufgetauchte Figur des »Chav« [Proll] – ein Akronym, das austauschbar für »Council House And Violent« [Sozialwohnung und Gewalttätig] oder »Council House And Vulgar« [Sozialwohnung und Vulgär] steht.

»Die unteren Klassen stinken«

Als Vicky Pollard in der Fernsehserie *Little Britain* erschien, war sie für die Zuschauer im Vereinigten Königreich sofort erkennbar. Sie verkörperte einen allgemein bekannten Tropus in der britischen Alltagskultur – die übergewichtige, sexbesessene und ausgeflippte junge Frau aus der Arbeiterklasse im Trainingsanzug, die eine Bedrohung für die öffentliche Sicherheit, die zivile Ordnung und vor allem für die ästhetischen und moralischen Ansichten der Mittelklasse ist.

In der *Times* argumentierte James Delingpole, dass »Vicky Pollard die öffentliche Fantasie fesselte, hat seinen Grund darin, dass sie mit so fürchterlicher Genauigkeit mehrere Plagen des gegenwärtigen Großbritanniens verkörpert: aggressive Gangs verbitterter, betrunkener Teenager; Mütter in Schuluniform, die die Schwangerschaft als Karriereoption wählen; bleichgesichtige, speckbäuchige Schlampen, die ihre Schlüpfer im Nu fallen lassen.«[58] Delingpole versichert seinen Lesern, dass »diese Wesen existieren und ein Ziel für soziale Satire sind, so wie es etwa die verlebten Alkoholiker aus der Arbeiterklasse auf Hogarths Grafik Gin Lane waren.«

Die Pollard-Figur wurde nicht von allen Seiten so freundlich aufgenommen. Als Reaktion auf Delingpoles Behauptung argumentierte Owen Jones, dass »Pollard natürlich die groteske Karikatur einer weißen Mutter aus der Arbeiterklasse ist, die von zwei wohlhabenden, in Privatschulen erzogenen Männern erfunden wurde.«[59] In seinem Buch *Prolls: Die Dämonisierung der Arbeiterklasse* argumentiert Jones, dass die Pollard-Figur keineswegs eine Ausnahme ist.[60] Vielmehr ist sie nur ein Beispiel eines umfangreichen Katalogs negativer Darstellungen von Menschen aus der Arbeiterklasse, in dem sie als verantwortungslos, nichtsnutzig und übermäßig promiskuitiv abgestempelt werden.

Ein Forum, in dem dieses Bild regelmäßig verbreitet wird, sind Reality-TV Shows, die zeigen, wie Frauen aus der Arbeiterklasse besinnungslos saufen, unpassende Kleidung tragen, sich prügeln und Sex in der Öffentlichkeit haben. In ihrer Analyse des Phänomens zeigt die Soziologin Bev Skeggs auf, wie Frauen aus der Arbeiterklasse in den Mainstreammedien als »jenseits jeder Kontrolle«[61] dargestellt werden. Sie sind die »Anarchie auf Stelzen«, um ein Wort von Germaine Greer zu gebrauchen.[62] Sie sind übermäßig laut, wild, vulgär und natürlich betrunken. Aber mehr als das, sie haben die Kontrolle über ihren Körper verloren. Skeggs erinnert an das wachsende Genre der »Fett-Programme« wie etwa *Health of the Nation*, *You Are What You Eat*, *The Biggest*

Loser, *Supersize v. Superskinny* und *Embarrassing Bodies*. Oberflächlich betrachtet werden diese Shows als Diät-Interventionen von fitten Gesundheitsexperten arrangiert, die Übergewichtigen dabei helfen wollen, ihre Gewohnheiten zu ändern, ihre Gesundheit zu verbessern und die Art und Weise zu verändern, wie sie von anderen wahrgenommen werden und vor allem, wie sie auf sich selbst schauen. Die Botschaft ist vertraut: Indem man Selbstkontrolle über das eigene Leben erlangt, ist es möglich, ein Selbstwertgefühl zurückzugewinnen.

Auch wenn sich das »Fat-TV« nach außen hin als entschieden selbstmächtig präsentiert, so hat es Skeggs zufolge einen kaum verborgenen Unterton. Diese Shows zielen nämlich darauf ab, »Arbeiterfamilien, besonders Mütter, als ahnungslos bloßzustellen, wie man sich um sich selbst und andere kümmert, also als verantwortungslos.«[63] Fettshows visualisieren »das Versagen der Selbstverantwortung. Sie liefern ein Spektakel gescheiterter Subjektivität, der Willensschwäche und Unfähigkeit, die richtigen Entscheidungen zu treffen.«[64] Diese Zurschaustellungen erinnern die Zuschauer daran, was es heißt, unverantwortlich zu sein und einen undisziplinierten Körper zu haben. Diese Shows sollen nicht wirklich erzieherische Mittel für Menschen aus der Arbeiterklasse sein. Vielmehr sind sie für das Mittelklassepublikum gedacht, das problemlos zwischen Moralisierung und Ekel einerseits und sadistischer Belustigung andererseits wechselt.

In einem Zeitalter, da Witze gegen »Frauen« und »Minderheiten« gesellschaftlich inakzeptabel geworden sind, stehen nur noch wenige Zielscheiben für diskriminierenden Humor zur Verfügung, und dazu gehören die Übergewichtigen. Sicher, ein dicker Mensch ist immer schon lustig gewesen. Aber was heutzutage auffällt, ist, dass wir nicht einfach über sein Gewicht lachen, sondern über seine Unfähigkeit, den richtigen Lebensstil zu wählen. Ein beliebtes englisches Komiker-Duo arbeitet mit diesem Thema: Lee Nelson steht auf der Bühne und liefert Gags über das Alltagsleben eines Unterschichtsprolls. Der wichtigste Teil dieser Vorführung sind nicht die lustigen Geschichten über Teenager-Elternschaft und Sozialhilfebetrug, sondern die Rolle, die sein Kumpan spielt, der übergewichtige Proll Omelette. Der komische Hauptbeitrag dieser Figur besteht darin, während der ganzen Zeit auf der Bühne zu sitzen, zu grinsen und Snacks zu essen.

Das Bild des übergewichtigen Prolls hat seinen Weg von der Populärkultur in die Politik gefunden. Die konservative Staatssekretärin für Gesundheit, Anna Soubry, erzählte dem *Daily Telegraph*, dass »die sozial schwächsten Kinder in der Schule in der Vergangenheit als ›Kümmerlinge‹ bekannt waren, weil sie unterernährt waren.«[65] Dann weist sie in einer vertrauten Wendung darauf hin, dass es »zutiefst ironisch« sei, dass Kinder nun leiden, weil ihre Eltern sie mit »einem Überfluss an schlechten Lebensmitteln« versorgen, und fügt hinzu: »Es ist eine herzzerreißende Tatsache, dass sich Menschen, die zu den benachteiligsten in unserer Gesellschaft gehören, von ungeeigneter Kost ernähren. Aber diesmal ist es ein Übermaß an schlechtem Essen.« Soubry zufolge wissen diese Menschen nicht, wie man richtig isst. Und schlimmer noch, sie wissen nicht, wie sie ihr Leben regeln sollen. Sie merkt an: »Es gibt Häuser, wo die Leute keinen Esstisch mehr haben. Sie sitzen vor der Glotze und essen.«

Ein durchgängiges Motiv in der Darstellung von Prolls ist das Übermaß an Essen, Alkohol, Sex und Bling-Bling. Diese Gewohnheiten sehen so aus, als wären sie eine Sache persönlicher Wahl oder von Familiennormen, was das »Prollverhalten« zur Zielscheibe moralischer Vorhaltungen macht. Wir werden aufgefordert, uns anzusehen, wie fett, ungesund, alkoholsüchtig, unverschämt und schlecht gekleidet Gestalten wie Vicky Pollard sind. Es ist ihre körperliche Erniedrigung – und die implizierte Unfähigkeit, »sich um sich selbst zu kümmern« –, die unsere Aufmerksamkeit auf sich zieht. Diese Urteile bilden sich hauptsächlich aus einem Grundgefühl: Ekel. Die Soziologin Imogen Tyler argumentiert, dass das, was die Mittelklassezuschauer an Vicky Pollard so komisch finden, ist, dass sie trinkt, vulgäre Sprache benutzt und raucht.[66] Und als wäre das nicht schon genug, pisst sie zum genussvollen Ekel eben jener Zuschauer in ein öffentliches Schwimmbecken.

Diese Ekelgefühle wurden die Grundlage für das Beurteilen von öffentlichem Verhalten, kulturellem Geschmack, Kindererziehung, Kleiderwahl, sexuellem Verhalten und Ernährung. Die Sprache des Ekels verrät, wie die britische Mittelklasse über die Arbeiterklasse denkt. In seinem Buch *Der Weg nach Wigan Pier* kommt George Orwell »zum wirklichen Geheimnis der Klassenunterschiede im Westen – zum wirklichen Grund, weshalb ein Europäer bürgerlicher Herkunft, sogar wenn er sich selbst Kommunist nennt, ohne heftige Anstrengung einen Arbeiter nicht als ebenbürtig ansehen kann. Er ist in vier schrecklichen Worten zusammengefasst, mit denen man heutzutage vorsichtig ist, aber die in meiner Kindheit in aller Munde waren. Sie lauteten: *Die unteren Klassen stinken.*«[67]

Die Soziologin Stephanie Lawler weist nach, dass für Leute aus der Mittelklasse »ihre Identität in Opposition zu den ›Unteren‹ gebildet wird, und die Unteren sind für sie nur abstoßend.«[68] Diese Ekelgefühle treten auf, wenn sich der wertende Blick auf die Arbeiterklasse richtet. Das Urteilen konzentriert sich nicht auf ihre Berufe, Einkommen, Bildung oder irgendeinen anderen Indikator, an dem professionelle Armutsforscher interessiert sein mögen. Stattdessen sind es Nahrungsmittel, Alkohol, Fett, Kleidung und Sex. Lawler weist darauf hin, dass sich mit dem Ekel vor diesen Dingen und wichtiger noch mit der öffentlichen Äußerung dieses Ekels die Mittelklasse von der »abstoßenden« Arbeiterklasse zu unterscheiden sucht.

Angeekelt zu sein, heißt auch, aus dem Bauch heraus zu urteilen. An die Stelle von Vernunft oder selbst hitzigen Emotionen treten beim Ekel körperliche Reaktionen. Wenn man sagt, jemand sei widerwärtig, heißt das, er »dreht einem den Magen um«. Solche Urteile gründen sich ausschließlich auf einem körperlichen Gefühl. Bereits im 18. Jahrhundert konstatierte der schottische Philosoph David Hume, dass viele moralische Urteile ihre Grundlage eher im Gefühl als im Verstand haben. Weithin bekannt ist seine Erkenntnis: »Die Vernunft ist nur eine Sklavin der Leidenschaften und soll es sein; sie darf niemals eine andere Funktion beanspruchen als die, denselben zu dienen und zu gehorchen.«[69] In Fortführung dieses Gedankens von Hume sagt der Moralpsychologe Jonathan Haidt, dass wir, wenn wir uns mit einem moralischen Problem konfrontiert sehen, dazu neigen, schnell ein »Bauchurteil« zu fällen.[70] Erst später suchen wir nach rationalen Rechtfertigungen. Haidt und seine Mitarbeiter zeigen dies durch eine Reihe anschaulicher Experimente, in denen Probanden (gewöhnlich ihre Studenten) Szenarien moralisch beurteilen sollen, die so ausgedacht sind, dass sie gefühlsmäßige Reaktionen hervorrufen, aber keinen Schaden zufügen. Hier ist ein Beispiel: »Ein Mann geht einmal die Woche in einen Supermarkt und kauft ein totes Huhn. Aber bevor er es kocht, hat er Geschlechtsverkehr mit ihm. Dann kocht und isst er es.«[71] Die meisten Versuchspersonen fällten spontane moralische Urteile und nannten das Verhalten des Mannes abscheulich. Als sie gefragt wurden »Warum?«, fiel es ihnen schwer, rationale Erklärungen zu finden. Diese Experimente führten Haidt und sein Team zu der These, dass körperliche Gefühle wie Ekel unsere moralische Einbildungskraft bestimmen. Der Verstand ist nur ein Eindringling, der erst später die Szene betritt. Dies macht es schwer, solche spontanen Urteile zu kritisieren.

Ob das nun zutrifft oder nicht, offensichtlich ist, dass das Ekelgefühl dem entgegenkommt, was Ange-Marie Hancock »die Politik des Abscheus«[72] nennt. Mit Blick auf die Sozialreformen Präsident Clintons in den neunziger Jahren bemerkt sie, wie eine neue Gestalt die öffentliche Bühne betrat – die schmarotzende Sozialhilfeempfängerin. Sie ist eine alleinerziehende Mutter, meist eine Farbige, die mehrere Kinder hat und ihr Einkommen vom Sozialsystem bezieht. Die »Welfare Queen« ist die transatlantische Kusine der Prolette. Und wie die Prolette wird sie regelmäßig als »ekelhaft« gebrandmarkt. Wenn Ekel in die Politik eindringt, werden demokratische Erwägungen durch hasserfüllte Monologe ersetzt. Eine Reihe typischer (ekelerregender) Merkmale gilt für alle Gestalten in derselben Kategorie. Jede Art von Solidarität scheint nun zu verschwinden, und wir wollen nicht mehr mit denjenigen sprechen, die als ekelhaft gebrandmarkt sind, geschweige denn, sie berühren.

Wenn wir auf etwas oder jemanden mit Ekel reagieren, dann ist die Tür offen für vorschnelle moralische Urteile. Es ist daher keine Überraschung, dass Urteile aus Ekel eng mit Moral verknüpft sind. Schon vor einigen Jahrzehnten bemerkte die Sozialanthropologin Mary Douglas, dass in vielen Kulturen Schmutz und Unreinlichkeit oft mit moralischer Entehrung einhergehen.[73] So verbannen zum Beispiel viele Religionen bestimmte Nahrungsmittel, Menschen oder Aktivitäten, weil sie für schmutzig, gefährlich, aber auch moralisch minderwertig gehalten werden. Das lässt darauf schließen, dass Ekel-Urteile eine moralische Basis haben. Wenn man sagt, man sei von der Kleidung, den Gewohnheiten oder dem Essen anderer Leute angeekelt, wird auch impliziert, dass sie moralisch besudelt sind.

Die Figur des Prolls erfüllt ihren Zweck, da Prolls das

Leben verkörpern, das die perfekten Menschen um jeden Preis meiden. Sie sind die Verkörperung des Gegenteils von allem, was der Wellness-Liebhaber sein will. Prolls sind nicht fit, übergewichtig, unangenehm, ohne Rücksicht auf andere und haben eine ausgeprägt negative Haltung. Aber sie bilden auch eine zweckmäßige Projektionsfläche für viele der Schuldgefühle, unter denen diejenigen, die gefangen im Wellness-Syndrom sind, leiden. Wenn die Frau / der Mann von heute frühmorgens eine Spinning-Klasse verpasst, kann sie / er sich ein wenig Erleichterung verschaffen, indem sie den Fernseher einschalten, *Embarrassing Bodies* anschauen und sich sagen: »Zumindest sehe ich *so* nicht aus.«

Der Ekel vor übergewichtigen Prolls mag die Schuldgefühle der Frau / des Manns von heute zeitweise erträglicher machen. Aber er verträgt sich schlecht mit ihrem Bedürfnis, ein fürsorgliches, selbstbewusstes und sozial besorgtes Individuum zu sein. Um diesen latenten Widerspruch loszuwerden, bemühen sich manche Bio-Moralisten, aus ihrer perfekt konstruierten Welt heraus »eine Hand zu reichen«. Mit der Wiederbelebung des philanthropischen Geistes des 19. Jahrhunderts wollen sie die Entwürdigten und Widerwärtigen retten. Aber wie? Mit besseren Wohnungen? Einem Grundeinkommen? Gesundheitsversorgung? Nein. Die Antwort scheint vielmehr diese zu sein: Bringt ihnen bei, wie man einen Gemüseauflauf kocht.

Wie Focaccia Großbritannien rettete

Eine der populärsten Fernsehsendungen im ersten Jahrzehnt des 21. Jahrhunderts, zumindest im Vereinigten Königreich, war die Kochshow. Jede dieser Shows lieferte eine Art idealer Subjektposition. Da war Nigella Lawson für die leicht übergewichtige Hausfrau aus der

Mittelklasse, die bei ihrem wachsenden Körperumfang an sexy Rundungen denken wollte; Rick Stein, der dem gelangweilten Mann mittleren Alters erlaubte, sich seinen Weg zum lokalen teuren Supermarkt als einen Besuch in einem exotischen Fischerdorf am Mittelmer vorzustellen; Hugh Fearnley-Whittingstall für den frustrierten Lehrer, der ein Leben auf dem Land fantasiert, während er an einem Samstagabend ein Essen für uninteressante Bekannte zubereitet; Gordon Ramsay für den Büro-Sadisten, der nach der Arbeit seine Wut an einem Stück Rindfleisch auslässt. Und dann ist da natürlich James Oliver.

Was James Oliver für den Kritiker postmoderner Ideologie besonders interessant macht, das sind nicht sein erstaunlicher Erfolg, sein beeindruckendes multimediales Geschäftsimperium oder seine gewiefte Fähigkeit, die Kochkünste der Mittelklasse mit einem lockeren Wortschatz aus der Arbeiterklasse zu kombinieren. Vielmehr ist es seine Fähigkeit, eine Reihe erstaunlicher Zaubertricks vorzuführen, die eine biodynamische Focaccia von einem Fladenbrot im River Café (ein überteuertes italienisches Restaurant mit Blick über die Themse in London) in einen Ausdruck machomäßiger Maskulinität verwandeln (etwas, das man etwa zwischen der Lektüre von Softpornomagazinen und Fußball im Fernsehen ausrollt), in einen Weg, eine authentische Verbindung zu der eigenen entfremdeten Familie zu schaffen (durch ihre Herstellung über einem Feuer während eines Campingtrips) und schließlich in etwas, was vielleicht die vernachlässigten Kinder in unterprivilegierten Gemeinden weltweit rettet. James Olivers Bedeutung in der Geschichte britischer Kochkunst verdankt sich nicht seinem Fachkönnen, seinem zweifelhaften Charme oder gar seinem Hemdgeschmack. Vielmehr ist er eine der wichtigsten Gestalten, weil er Nahrung in eine Art moralischer Intervention verwandelt hat, die fast jeden sozialen und persönlichen Missstand beheben soll. Er ist der Hauptverfechter eines inzwischen weit verbreiteten Glaubens: Gutes Essen kann einen zu einer moralisch guten Person machen – selbst gegen den eigenen Willen.

Vielleicht war das bemerkenswerteste Beispiel für Olivers Begabung – und was ihn zu einem Vorreiter der Kochideologie machte – seine bahnbrechende Show *Jamie's School Dinners*. In dieser viel gesehenen Serie bemühte sich Jamie, das Leben von Kindern in einer besonders benachteiligten Schule durch die Änderung der Mahlzeiten zu reformieren, die ihnen während ihrer Mittagszeit in der Schulkantine serviert wurden. Die Serie begann zunächst mit der üblichen Aufreihung schockierender Fakten über den massiven Anstieg an Kinderfettsucht: die weit verbreitete Untätigkeit der Jugendlichen, die konsumierte Menge an Fett und Zucker und die langfristigen ernsten Gesundheitsrisiken, die daraus resultieren. Diese epidemiologische Zusammenfassung wurde etwas konkreter, als dem Zuschauer das ranzige Essen gezeigt wurde, das die Insassen dieses kulinarischen Knasts gezwungen waren zu essen. Da gab es ein ziemlich alarmierendes Gericht namens Turkey Twizzler (eine Art spiralförmiges Fleischprodukt nicht identifizierbarer Herkunft). Nachdem der Rahmen abgesteckt war, startete Oliver seine Kampagne, das Leben von Schulkindern zu verbessern, indem er den Speiseplan einer Südlondoner Schule änderte. Raus mit den Burgers und Pommes frites, rein mit dem Gemüseauflauf. Doch bald schon sahen sich der Chefkoch und sein Team mit einer Rebellion konfrontiert, die das überarbeitete Kantinenpersonal, die Kinder, die ihr gewohntes ungesundes Essen vorzogen, und ihre Eltern anzettelten, die so viel Mitleid mit ihren Sprösslingen hatten, dass sie ihnen fettreiche Nahrung (wie Chips) in die Schule brachten.

Wie alle guten Helden war James Oliver in der Lage, diesen Widerstand zu überwinden, indem er das Personal auf seine Seite zog, Kinder in bestimmten Fähigkeiten wie das Benennen von Gemüsen unterrichtete, die Schüler dazu brachte, seine Gerichte zu probieren, und Eltern über die Vorteile gesunden Essens informierte. Das Ergebnis wurde als Triumph nicht nur in dieser Schule verkauft, sondern in Schulen landesweit. Über 250.000 besorgte Bürger unterschrieben eine Petition, die besseres Essen in Schulkantinen forderte. Politiker wie Tony Blair nahmen Notiz und sprachen sich dafür aus, dass alle Kinder gesunde Mahlzeiten in der Schule haben sollten. Aber es gab auch konkretere Fortschritte. Besonders verteufelte Lebensmittel wie die Turkey Twizzlers und Soft Drinks wurden von einigen lokalen Behörden verboten. Die Regierung verwendete 60 Millionen Pfund für die Gründung eines »School Food Trust«. All das, verbunden mit Änderungen in der öffentlichen Debatte über Schulessen, führte viele zu der Annahme, dass Jamie Oliver durch die einfache Focaccia eine »Food Revolution« ausgelöst hatte.

Da er nie eine Gelegenheit für Publicity auslässt, lancierte Oliver nach seiner »Essensrevolution« eine Fernsehshow in Fortsetzung. Zuerst kehrte er zu der Schule zurück, wo alles begann. Er fand einige besorgniserregende Zeichen, dass viele seiner gastronomischen Reformen sich nicht durchzusetzen vermochten. Die Schulkantine, die seinem Speiseplan folgte, verlor Geld, und die Schüler brachten wieder Junk Food aller Art mit. Um diese Probleme anzugehen, startete Oliver eine Reihe von Initiativen, darunter die sogenannte »Junk Amnesty«, wo Kinder aufgefordert wurden, ungesunde Lebensmittel abzugeben, als wären sie Handfeuerwaffen. Niemals verlegen, startete Oliver eine Kampagne, um seine »Food Revolution« fortzusetzen – diesmal in Schulen in Lincolnshire, wo er lokale Pubs und Restaurants dazu überredete, in ihren Küchen Speisen für nahegelegene Schulen zuzubereiten.

In einer späteren Serie weitete Oliver seinen Nahrungskreuzzug auf Rotherham in Süd-Yorkshire aus. Dieser spezielle Ort wurde ausgewählt, weil er als die Hauptstadt der Fettleibigkeit im Vereinigten Königreich identifiziert worden war. Er war aber auch das Zuhause eine der heftigsten Gegnerinnen seiner Essensrevolution – Julie Critchlow. Miss Critchlow erhielt für kurze Zeit Aufmerksamkeit in den Medien, als sie vor laufender Kamera versuchte, sich Mister Olivers kulinarischer Bewegung zu widersetzen, indem sie durch den Zaun einer Gesamtschule ihre Kinder mit Burger, Fritten und Chips versorgte. Als ihr vorgeworfen wurde, sie verurteile ihre Kinder zur Fettleibigkeit, antwortete Miss Critchlow: »Wir wissen, welches Essen unsere Kinder mögen, und es ist nicht Polenta.«[74] Als ihr Widerstandakt gegen Olivers Änderungsversuche weithin bekannt wurde, wurde sie eine Ikone der Gegner der Biomoral. Um mit diesem Rückschlag fertig zu werden, arrangierte Oliver ein Treffen mit Natasha, einer allein erziehenden Mutter mit zwei kleinen Kindern. Sie wurde ausgewählt, weil sie wenig übers Kochen wusste. Während des Besuchs zeigte sie der Kamera einen Kühlschrank voll mit Junk Food. Daraufhin trat Jamie sofort den Rückzug zu seinem Land Rover an, wo er verzweifelt ausrief: »Verdammte Scheiße … dies ist verflucht nochmal Großbritannien. Es ist das Jahr 2008. Ich war in Soweto, und ich habe Aids-Waisen gesehen, die besser essen als die hier.« Diese Schockerfahrung führte Oliver zu einer weiteren Runde revolutionärer Aktivitäten – diesmal brachte er Erwachsenen mit wenig oder keinem Kochwissen einige Grundfähigkeiten bei (die sie weitergeben sollten). Er gründete ein »Ministry of Food«, dessen Ziel es war, Mitglieder der Gemeinde in der Kunst des Kochens zu schulen. Der Name, der an das während des Zweiten Weltkriegs gegründete Ministerium für Ernährung erinnerte, verlieh der Initiative eines der ideologischen Lieblingsmotive der britischen Kultur – das angebliche menschliche Gedeihen und solidarische Verhalten inmitten der Entbehrungen des Krieges. Auch wenn er Erfolge hatte, so sah sich Oliver erneut mit einigem Widerstand konfrontiert, darunter die Zuschauer eines Fußballspiels, die sich über seine Kampagne lustig machten, indem sie Gesänge anstimmten wie »Who Ate All the Pies?« (Wer hat all die Pasteten gegessen?). Obwohl viele Ortansässige nicht von der »Food Revolution« überzeugt waren, unterstützten sechzehn Gemeinderäte in ganz Großbritannien die Initiative, und fünf Zentren des »Ministry of Food« wurden eröffnet, von denen einige einer ungewissen Zukunft entgegensehen.

In jener Fernsehserie begegnen wir allen Elementen der Bio-Moral. Wir werden aufgefordert, von dem angewidert zu sein, was Leute essen. Die moralische Entrüstung der Zuschauer wird entfacht, indem gezeigt wird, wie die Bürger von Rotherham »unfähig sind, Rezepte zu lesen, einen Ofen zu benutzen oder eine Kartoffel zu stampfen«, »nicht wissen, wie kochendes Wasser aussieht, oder nicht einmal, wie ihre Kinder zu verpflegen sind«.[75] Während wir die Klassendimension ständig vor Augen haben, werden die Themen trotzdem als eine Sache des »Lebensstils« neu verpackt. Wir werden daran erinnert, dass das tägliche Essen von Fritten und Currysauce nicht nur ein Affront gegen die Gesundheit ist, sondern auch ein Zeichen des moralischen Verfalls im kaputten Großbritannien. Schließlich werden wir inständig gebeten, dass wir alle Verantwortung für unsere Gesundheit und unser Wohlsein übernehmen sollen – in diesem Fall mit ein wenig Hilfe von einem freundlichen Starkoch. Mit Methoden des Reality-TV bemüht sich die Show, »weniger gebildete, sozial schwächere Bevölkerungskreisen auf Mittelklassestandards zu bringen«.[76] Die implizite Botschaft ist anscheinend, dass wir, um ein ernstes soziales Problem anzupacken, nicht nach staatlicher Intervention rufen sollen, weil das nur mehr Probleme schaffen würde.

Nötig ist stattdessen, was manche »moralischen Unternehmergeist« nennen, wobei eine inspirierende Gestalt Leute zu verändern und dazu zu bringen sucht, durch korrektes Essen Verantwortung für ihre Gesundheit zu übernehmen.[77]

Was so erstaunlich an dieser Ernährungskampagne ist, ist nicht Jamie Olivers Fähigkeit, eine seltsame Art von biomoralischem Panoptikum zu etablieren, wo jedes Versagen, die korrekte Menge an Gemüseportionen zu konsumieren, einem Millionenpublikum präsentiert wird.[78] Vielmehr ist es die kühne Unterstellung, dass ernste Probleme der Sozialpolitik (das Bildungsschicksal armer Kinder im Vereinigten Königreich) durch eine spektakuläre Diätintervention angepackt werden können. Zugrunde liegt der Serie *Jamie's School Dinners* – und allen anderen TV-Kampagnen für gesunde Ernährung, die in ihrer Nachfolge gesendet wurden – der Glaube, dass eine Reihe wichtiger sozialer und ökonomischer Probleme zugunsten einer einfachen körperlichen Intervention (durch Nahrung) beiseitegeschoben werden kann. Die Annahme in *Jamie's School Dinners* ist die, dass das Schicksal dieser Kinder nicht so sehr von der Bildungspolitik der Regierung, von der tief verwurzelten Klassenstruktur der britischen Gesellschaft oder gar der Willkür des globalen Kapitalismus bestimmt wird. Nein, das Schicksal dieser Kinder wird von dem Essen bestimmt, das sie sich in den Mund schieben. In diesem Sinne wird der Turkey Twizzler ein entsetzliches Objekt nicht wegen seines unklaren Inhalts, seiner abscheulichen Farbe oder der glasigen Fettschicht, die ihn umhüllt. Vielmehr findet der Zuschauer ihn so widerlich, weil diese Fleischspirale alle Formen der Diskriminierung, Ungerechtigkeit und Erniedrigung repräsentiert, die Schulkinder jetzt und in der Tat für den Rest ihres Lebens immer wieder heimsuchen.

Warum traf *Jamie's School Dinners* so sehr den Nerv der Öffentlichkeit? Wahrscheinlich weil die Serie der

Annahme folgte, dass politische Interventionen – ganz zu schweigen von allgemeineren politischen Ideologien – nur nützlich und akzeptabel sind, wenn sie breitere Themen (wie den Wohlfahrtsstaat) beharrlich meiden und stattdessen sich auf immer beschränktere Verhaltensinterventionen konzentrieren. Fragen zu den staatlichen Diensten, zur Industriepolitik, den Geschlechterrollen oder dem britischen Klassensystem stehen nicht auf der Tagesordnung. Die einzig annehmbare Form politischer Aktion sind ein Wechsel im Speiseplan und einige Kochklassen. Das Pathos, das Mittelklassereformer wie Jamie Oliver so oft dazu bringt, plötzlich das Leid der Welt zu erkennen und zu entscheiden, »etwas muss getan werden«, wird in immer engere Bahnen kanalisiert. Während dies viele wichtige Themen von wahrhaft politischer Bedeutung vom Tisch wischt, erlaubt es dem empörten Aktivisten aus der Mittelklasse zu glauben, er oder sie habe tatsächlich etwas Konkretes und Gutes getan.

So ist die Logik der Bio-Moral: Sie gewährt ein Gefühl der selbstgefälligen Rechtschaffenheit und lässt ihre Fürsprecher denken, sie seien auf der richtigen Seite des Moralgesetzes. Wenn nur die Leute mehr wären wie man selbst – oder wie Jamie Oliver –, wäre die Welt ein viel besserer Ort. Nicht nur ein glücklicherer, sondern auch ein gesünderer Ort.

3

Die Glücksdoktrin

»Was sollen wir jetzt machen, da wir glücklich sind?«
Samuel Beckett, *Warten auf Godot*

Wie man wahrhaft glücklich ist

»Ich habe immer das Gefühl, das Leben zerfällt in zwei Teile: in das Schreckliche und das Unglückliche«, sagt Woody Allens nervöse und redselige Figur (in dem Film *Der Stadtneurotiker*) zu seiner Freundin Annie Hall, während er in einem Buchladen auf der Suche nach neuen Büchern über den Tod stöbert. Zum Schrecklichen, fährt Allen fort, gehören die unheilbaren Krankheiten, Blindheit, Verkrüppelung. »Und das Unglückliche umfasst alles andere. Du kannst also von Glück sagen, wenn du unglücklich bist.«

Martin Seligman, der Hohepriester der Positiven Psychologie, würde sich damit nicht abfinden. Er hält Freuds Bescheidenheit für überschätzt. Hysterisches Elend in gewöhnliches Unglück zu verwandeln, ist einfach keine Leistung. Für Seligman stellt sich diese Frage: »Wie kann man im Leben von plus 2 auf plus 7 kommen, und nicht bloß von minus 5 auf minus 3?«[1] Es ist nicht nötig, auf die Zahlen einzugehen oder sich zu fragen, ob sie sich auf wissenschaftliche Evidenz gründen oder improvisiert sind. (Wir werden später noch auf die »wissenschaftliche« Basis von Glücksstudien zurückkommen.) Seligman sieht Glück eher wie eine riesige HiFi-Anlage, die aufgedreht und deren Klang satter gemacht werden kann. Alles, was man dafür braucht, ist entschlossene Konzentration. Oder wie es der Motivationsguru Zig Ziglar ausdrückte: »Ich bin super gut, aber ich will noch besser werden.«[2]

Nachdem Seligman 1997 zum Präsidenten der American Psychological Association gewählt worden war, machte er die Positive Psychologie zu dem Thema seiner Amtszeit. Dies bedeutete eine Umorientierung auf die positive Seite der Psychologie im Gegensatz zu der negativen Dimension, die er für eine unglückliche Erbschaft der depressiven Zeit Freuds hielt. Warum sich nicht auf die positive Seite konzentrieren und Rezepte finden, die der ganzen Bevölkerung nützen könnten? Und so schafften es Seligman und seine Mitarbeiter, eine Bewegung anzustoßen, die die 10 Milliarden Dollar schwere Selbstverbesserungsindustrie mit »schlechter Wissenschaft« (Ben Goldacre) und einer vereinfachten Version von Benthams Slogan des größten Glücks der größten Zahl verbindet.

Aber Positive Psychologie – oder präziser: positives Denken – begann nicht mit Seligman. Sie hat eine lange Geschichte, die die Journalisten Barbara Ehrenreich in ihrem Buch *Smile or Die*[3] bis zum Calvinismus zurückverfolgt. Die Religion, so vielfältig sie auch war, legte vor allem Wert auf Selbstprüfung und harte Arbeit. Sie hatte keinen positiven, optimistischen Ton. Ehrenberg nennt sie »ein System sozial auferlegter Depression«.[4] Diese Religion schien perfekt zu den rauen Zeiten des 18. und beginnenden 19. Jahrhunderts in Amerika zu passen.

Aber als in den 1850er Jahren das Leben für viele besser wurde, verlor der Calvinismus allmählich seine Popularität. In dieser Zeit begann sich eine neue Bewegung durchzusetzen. Das war die Neugeist-Bewegung, die eine merkwürdige Mischung aus Emersons Naturanbetung, Swedenborgs Mystik und einer Prise Hinduismus präsentierte. Im Gegensatz zum Calvinismus sah diese Bewegung Menschen als göttliche Geschöpfe, die mit großer Geisteskraft versehen waren. Der richtige Gebrauch dieser Kraft konnte den Menschen helfen, jede Schwierigkeit im Leben zu überwinden, selbst physische Krankheiten.

Gegen Ende des Jahrhunderts wurde daher der Calvinismus als ein Gegner betrachtet und beschuldigt, eine Quelle von Krankheiten zu sein. Und doch, wie Ehrenreich bemerkt, »behielt das positive Denken einige der schädlichsten Aspekte des Calvinismus bei – einen Hang zu harschem Urteilen, der an die Verdammung der Sünde in der alten Religion erinnert, und ein Beharren auf der ständigen inneren Arbeit der Selbstprüfung.«[5] Dies ist die Essenz des positiven Denkens: Es verbindet magisches Denken (du kannst mit einer positiven Einstellung alles erreichen) mit einem rigorosen Beharren auf persönlicher Verantwortung (wenn du scheiterst, ist es deine Schuld).

Positives Denken wurde den Massen 1952 mit der Publikation von Norman Vincent Peales *Die Kraft positiven Denkens* nahegebracht.[6] Stark beeinflusst von der Neugeist-Bewegung, präsentierte Peale, ein methodistischer Pfarrer, der sich der Reformierten Kirche zuwandte, eine neue evangelikale Botschaft, wie man sein Selbstvertrauen zurückgewinnt. In dem Buch bot Peale einen praktischen Leitfaden, basierend auf dem, was er über das Christentum und das Neue Denken wusste und womit den einfachen Leuten geholfen werden sollte, die Mühen des Alltagslebens zu meistern. Seine Botschaft sprach eine Vielzahl von Menschen an, war aber auch perfekt zugeschnitten auf den einsamen Geschäftsmann, der an schwindender Selbstachtung litt und dringend einen Vertrauensschub brauchte. Auf den ersten Seiten des Buches erzählt Peale die Geschichte eines Handelsvertreters am Rande des Nervenzusammenbruchs, der sich verzweifelt an ihn um Rat wendet. Der Mann ist im Begriff, das Geschäft seines Lebens zum Abschluss zu bringen, und Peale fordert ihn erst einmal auf, sich zu beruhigen. Dann gibt er dem Handelsvertreter einige vertrauensstärkende Worte, die er so lange wiederholen soll, bis er seine Fassung wiedererlangt hat. Natürlich hat Peale damit Erfolg und klopft sich selbst auf die Schulter. Schließlich schreibt er nicht in einem Genre, das sich durch Bescheidenheit auszeichnet.

Sentimentale Anekdoten und Lebensweisheiten werden benutzt, um die Leser von den außerordentlichen Dingen zu überzeugen, die sie mit ihrem Geist vollbringen können. Diesem Genre zufolge kannst du dein ganzes Leben durch deine Einstellung formen. Die Aufgabe für Peale und andere besteht darin, dem Leser eine gewisse Anleitung zu geben. Peale schreibt zu Anfang von *Die Kraft positiven Denkens*: Dieses Handbuch »ist geschrieben mit dem einzigen Wunsch und Ziel: dem Leser zu einem *gehaltvollen und glücklichen* Dasein zu verhelfen. Ich weiß um die Bedeutung und die Macht angewandter Erkenntnis, die uns das Tor zu einem erfolgreichen und erfüllten Leben öffnen.«[7] Bescheidene Ansprüche hören sich anders an.

Ein wesentliches Element positiven Denkens ist das Erfolgsversprechen. Es spricht direkt zu dem Traum, sich in der amerikanischen Gesellschaft in eine herausragende Position – mit ausreichendem Vermögen und einem umzäunten großen Garten – zu katapultieren. Diese Konzentration auf den Erfolg spielte schon eine zentrale Rolle in der ersten Generation von Selbsthilfebüchern, von Dale Carnegies *How to Win Friends* (Wie man

Freunde gewinnt) von 1936 bis zu Napoleon Hills *Think and Grow Rich* (Denke nach und werde reich) von 1937.

Das klassische Narrativ dieser Bücher dreht sich um eine Person, die viele Widerstände im Leben überwinden muss. Mit der Hilfe positiven Denkens zieht sich dieser Kämpfer am eigenen Schopf aus dem Sumpf. Ein Beispiel für dieses Genre ist der Seifenverkäufer S. B. Fuller, dessen Geschichte in dem Bestseller *Success Through a Positive Mental Attitude*[8] erzählt wird, eines von Napoleon Hills späteren Büchern, das er zusammen mit W. Clement Stone verfasste. Eines Tages begann S. B. Fuller »reich sein zu *wollen.*« Er konzentrierte seinen Geist auf die Dinge, die er haben wollte, und indem er dieses mentale Muster vollständig in sein Leben integrierte, erreichte er schließlich einen Punkt, an dem Reichtum und Erfolg ihm zufielen. »Übersehen wir nicht, dass Fuller sein Leben unter weit ungünstigeren Ausgangsbedingungen begann als die meisten von uns«,[9] teilen Hill und Stone dem Leser mit, womit sie suggerieren, dass *auch* er S. B. Fuller sein, seinem Leben eine neue Richtung geben und reich (oder erfolgreich durch andere Mittel) werden kann.

Erfolg und Glück erscheinen oft Schulter an Schulter. Dies legt nahe, dass Glück eine unbegrenzte Reihe von Möglichkeiten eröffnet: Man kann neue Freunde treffen, reich werden, ein besseres Verhältnis zu sich selbst entwickeln usw. In *Warten auf Godot* fordert Vladimir Estragon auf zu sagen, er sei glücklich, »selbst wenn es nicht wahr ist«. Estragon willigt schließlich ein, sagt, er sei glücklich, und fügt dann hinzu: »Was sollen wir jetzt machen, da wir glücklich sind?« Während es für Beckett fraglich ist, ob Glück überhaupt zu irgendetwas führt, argumentieren Anhänger des positiven Denkens, dass es der Schlüssel zu allem Guten im Leben ist. Der Theologe Albert Schweitzer wird in Selbsthilfebüchern oft mit dem Satz zitiert: »Erfolg ist nicht der Schlüssel zum Glück.

Glück ist der Schlüssel zum Erfolg.« Aber diese Annahme ist nicht auf Selbsthilfe und Pop-Psychologie beschränkt. Viele Wissenschaftler stimmen dem Glauben zu, dass Glück und psychisches Wohlbefinden »zusammenhängen mit höherem Einkommen, erfolgreicherer Ehe, Freundschaft und besserer Gesundheit … und besserer Arbeitsleistung.«[10] Einige haben einer solchen kausalen Erklärung widersprochen und gefragt, ob es nicht genau umgekehrt ist: dass in einer Gesellschaft, wo Geld für so wichtig erachtet wird, ein hohes Einkommen die Leute sich glücklicher fühlen lässt oder zumindest verhindert, dass sie unglücklich sind, insofern sie ihre Miete bezahlen und Essen auf den Tisch bringen können. Aber positives Denken und die Vielzahl seiner Selbsthilfe-Ableger bestehen darauf, dass Erfolg mit dem Glück beginnt. Das ist die philosophische Grundprämisse. Der Geist ist stärker als die materiellen Bedingungen. Es ist das Glück (über das wir angeblich mehr Kontrolle haben), das unseren Lebensstandard bestimmt und ob wir einen Job haben oder nicht.

Während die Doktrin vom Glück als Schlüssel zu einem erfolgreichen und wohlhabenden Leben unwidersprochen bleibt, variieren die Ansichten über das, was Glück ist. Für Peale und seine Gefolgsleute mit ihrem Blick auf einsame Handelsvertreter und andere, die sich abmühten, über die Runden zu kommen, war die entscheidende Frage, wie sie ihr Selbstvertrauen stärken konnten, um Dinge zu erreichen – etwa zu verhindern, dass ihre Frauen sie verlassen, oder erfolgreich das nächste Geschäft abzuschließen. Wenn das Lächeln künstlich ist, sei's drum. Es funktioniert, und das ist alles, worauf es ankommt. In einem Zeitalter, da Bilder eine entscheidende Rolle spielen, ist einfach keine Zeit dafür, auch nur zu versuchen, das Echte vom Gefälschten zu unterscheiden. Ziglar konstatiert: »Wenn sich dein Bild verbessert, verbessert sich deine Leistung.«[11]

Für jemanden wie Deepak Chopra dagegen, dessen Bücher wahrscheinlich anziehender für die unglückliche Hausfrau sind, die sich nach einer tiefen spirituellen Erfahrung sehnt, geht es nicht darum, das eigene Bild zu verbessern, sondern das wahre, authentische Selbst zu finden. »Das wahre Selbst liegt jenseits von Bildern und Vorstellungen«, schreibt er. »Es kann auf einer Existenzebene gefunden werden, die unabhängig ist von den guten oder schlechten Meinungen anderer.«[12] Wirkliches Glück muss daher sorgfältig von der Fake-Version unterschieden werden, die sich auf einer blinden und selbstsüchtigen Suche nach Reichtum und Ruhm gründet. In seinem Buch *The Happiness Trap*[13] argumentiert Russ Harriss, dass sich viele von einer irrigen Vorstellung dessen, was Glück wirklich ist, haben leiten lassen. Für lange Zeit sind sie der falschen Sache hinterhergerannt, und das hat beträchtliches Unglück verursacht. Man versuche stattdessen seine neue revolutionäre Therapie – die Akzeptanz- und Commitment-Therapie –, und man wird in der Lage sein, nicht nur glücklich zu leben, sondern auch achtsam und in Frieden mit sich selbst und anderen.

Dies ist ein beherrschendes Thema im Selbsthilfe-Genre geworden: Alle früheren Bücher haben die wahre Bedeutung des Glücks missverstanden. Sie sind zu oberflächlich. Auch die Gesellschaft hat nicht verstanden, was Glück ist. Wahres Glück lässt sich nicht in der Außenwelt finden, indem man den gesellschaftlichen Codes folgt. Wie Nicola Phoenix in *Reclaiming Happiness* schreibt: »Die äußeren Dinge, die wir so verzweifelt begehren, sind nur vergänglich.«[14] Stattdessen sollen wir nach innen blicken und eine tragfähige Form des Glücks finden, die über den gewöhnlichen Traum von einem großen Wagen und einem schönen Haus hinausgeht. Selbst Konsumdenken und Kommerzialisierung – das Rückgrat der amerikanischen Gesellschaft – werden von diesem Subgenre infrage gestellt. Phoenix schreibt,

»Überkonsumtion zeigt uns zumindest, dass mehr haben uns nicht glücklich macht.«[15] Und Thomas Brien spricht in seinem Buch *Buddhas Glücksgeheimnis* kritisch über eine Coca Cola Reklame mit der Bildunterschrift »Open Happiness« und kommentiert: »Die Verbindung von Glück und irgendeinem Produkt hält nicht einmal oberflächlicher Betrachtung stand.«[16] Aber diese Orientierung an authentischem Glück, die seine nach innen gerichtete Natur betont, hat etwas Wesentliches gemein mit der Glücksvorstellung, die Norman Vincent Peale vertrat: nämlich dass Glücklichsein letzten Endes eine Wahl ist. Glück wendet sich hin zur Welt, und da es *unsere* Hinwendung ist, können *wir* sie ändern. Man höre, was Veronica Ray in ihrem Buch *Choosing Happin*ess zu sagen hat. Sie beginnt mit der Definition von Glück als einem spirituellen Geisteszustand ohne Antagonismus: »Glück ist ein Gefühl in unserem Innern, dass alles in Ordnung ist. Es zeigt an, dass wir frei sind von Angst, dass es keine Verwirrung, keine Konflikte gibt. Zum Glück gehören Ruhe, Zufriedenheit und Freude. Glück ist gleichbedeutend mit innerem Frieden.« Dann folgt der entscheidende Satz: »Das Wichtigste, was man über das Glück lernen kann, ist meiner Meinung nach die Tatsache, dass man sich für das Glück *entscheiden* kann, dass man es *wählen* kann. Im Grunde ist es immer ›verfügbar‹, denn jeder von uns trägt es in sich.«[17]

Martin Seligman ist ein direkter Nachfolger von Norman Vincent Peale. Er vertritt die gleiche Botschaft: Glück (und infolgedessen Erfolg) ist eine Wahl, die jeder treffen kann, selbst wenn die materiellen Bedingungen das Gegenteil nahezulegen scheinen. Und doch ist Seligman bemüht, sich von Peale und anderen seiner Generation zu distanzieren. Glück ist für Seligmann ein geheiligtes Territorium, das vor falschen Propheten geschützt werden muss; für ihn ist Peale nur ein billiger Glückskrämer. Seligman hält sich und seine Methode für die wahre Sache. Sie basiert, wie er immer wieder betont, auf Wissenschaft, im Gegensatz zum positiven Denken, das sich auf eine Reihe illusorischer Anekdoten stützt, die den Verzweifelten helfen sollen, ihr Selbstvertrauen wiederzugewinnen. »Man muss ganz klar den Unterschied zwischen diesem Ansatz und der sogenannten ›Kraft des positiven Denkens‹ erkennen«, schreibt Seligman in *Der Glücks-Faktor*, seinem Bestseller von 2003: »Positives Denken besteht oft darin, sich Dinge einzureden wie: ›Jeden Tag, in jeder Weise, geht es mir besser und besser‹ und das auch – ohne jeden Beweis oder trotz dagegensprechender Beweise – zu glauben ... Vielen gebildeten und in kritischem Denken geschulten Menschen gelingt diese Art Selbstüberhöhung jedoch nicht.«[18]

Während Peale für den einsamen Handelsvertreter schrieb, um ihm zu helfen, durch den Tag zu kommen, schreibt Seligman für die gebildeten Klassen, um ihnen zu helfen, ihr wahres Gefühl von dem falschen Glücksgefühl anderer Leute zu unterscheiden. Und dies ist eine wesentliche Dimension vieler Glücksstudien, nämlich zu zeigen, dass ihre Glücksversion – oder ihre Vorstellung von einem guten Leben – authentischer ist als andere. In seinem Buch *Unglücklich glücklich* greift Eric G. Wilson, ein Professor für Englische Literatur, die Glücksindustrie und ihre Forderung, dass wir alle glücklich sein sollten, scharf an. Für ihn hat die Technik unsere zwischenmenschlichen Beziehungen zerstört; Prozac und Paxil haben unsere intuitive Wahrnehmung beschädigt; unsere Städte sind in riesige Einkaufszentren verwandelt; und Politik wurde auf billige Unterhaltung reduziert. Und diese oberflächliche Suche nach Glück, die mehr als alles andere unsere Beziehung zu dem, was wirklich ist, zerstört hat, ist unsere Obsession. Wilson verhehlt nicht seine Verachtung für Glückssucher. »Diese Träume sind letzten Endes wahnhaft und zudem noch narzisstisch«, schreibt er. »Sie kolonialisieren Erfahrung. Sie zwingen der gesamten Welt ihr imperialistisches Ego auf. Sie reduzieren Differenz auf Gleichheit.«[19] Diese Leute hält Wilson nicht nur für geistig minderbemittelt, sondern für schlecht, weil sie nicht wissen, wie man ein sinnhaftes Leben führt. »Und das ist der springende Punkt«, schließt er, »die Glückstypen leben letztlich überhaupt nicht ihr eigenes Leben.«[20]

Wilson wäre nicht glücklich darüber, mit Seligman verglichen zu werden. Er ist ein angesehener Professor, der nicht vergisst, seine Proust-Sammlung zu erwähnen, und der gefühlvoll (wenn auch nicht sehr scharfsinnig) über Blake, Dickinson, Coleridge und Keats schreibt. Aber Seligman wäre gleichermaßen gekränkt durch einen Vergleich mit Norman Vincent Peale oder Zig Ziglar. Seligman hat eine angesehene Stelle an einer Spitzenuniversität und ist eifrig bemüht, sein Interesse an Kunst und Literatur zu zeigen. Authentisches Glück, legt er nahe, wird einem nicht zuteil, wenn man es in »Drogen, Schokolade, Sex ohne Liebe, Shopping, Masturbation oder Fernsehkonsum«[21] sucht. Nun wirbt Zig Ziglar nicht gerade für Drogen und Masturbation als Wege zum Glück. Aber man schaue sich ein Video von Ziglar auf YouTube an und man wird verstehen, warum Seligman sich so heftig von ihm distanziert.

Es geht darum, wie wir Glück im Zeitalter der Bio-Moral verstehen müssen. Es ist nicht nur eine moralische Forderung, die sich an den Einzelnen richtet. Es reicht nicht, kontaktfreudig, sichtbar und flexibel zu sein. Man muss auch diese Merkmale in sein Image integrieren, so dass sie als natürlich und übereinstimmend mit der Person erscheinen, die man wirklich ist.

Hierin liegt das Paradox des Glücksbefehls: Einerseits werden wir aufgefordert, unsere Einstellung zu ändern und unsere Willenskraft zu gebrauchen. Wenn wir unsere Aufmerksamkeit auf die positiven Aspekte des Lebens konzentrieren, werden uns gute Dinge widerfahren.

Glück ist hier eine individuelle Wahl, verfügbar für jeden und jede, die offen für die Änderung ihrer Einstellung sind. Andererseits wird uns gesagt, dass wir uns nicht belügen können und nur vorgeben, glücklich zu sein. Glück ist ein tiefes Gefühl, das nicht leicht zu uns kommt, zumindest nicht die wahre Art Glück. Nicht jedem wird authentisches Glück zuteil. Es erfordert, dass man seine ganze Person ändert, aufhört, Schokolade zu essen und zu masturbieren, und stattdessen mehr Zeit in Museen verbringt. Falls Glück hier noch eine Wahl ist, so ist es nicht eine Wahl für alle von uns.

Die schlechte Wissenschaft vom Glück

Positive Psychologie ist keineswegs das Gleiche wie positives Denken, erklärt Seligman. Vor allem ist seine Version von Glück profunder. Ein glückliches Leben bedeutet für Seligman: Man geht ins Museum und schaut sich Gemälde von Monet an, bleibt zu Hause und liest gefühlvolle Prosa oder macht lange Spaziergänge im Wald und lauscht dem Gesang der Vögel. Er propagiert eine nachhaltige und authentische Form des Glücks, die nichts mit dem schnellen und saturierten Glück zu tun hat, das in Packungen verkauft wird.

Für Seligman ist Glück nicht nur authentisch, sondern lässt sich auch wissenschaftlich begründen. Als er 1997 seine Positive Psychologie-Kampagne startete, sah er sich mit einer schwierigen Herausforderung konfrontiert: Wie war die akademische Gemeinschaft davon zu überzeugen, dass sein Begriff von Glück wissenschaftliche Legitimität hatte und dass er ein würdiges Thema für wissenschaftliche Untersuchungen war. Eine der größten Hürden war es, seinen Kollegen klar zu machen, dass Positive Psychologie nicht normative Pop-Psychologie war. Seine Grundprämisse – eine positive Einstellung führt zu großartigen Dingen – legte eine normative Wendung nahe, aber Seligman fand einen Weg, dieses Problem zu umgehen. Er bejaht, dass Wissenschaft beschreibend, nicht vorschreibend sein muss, und fügt hinzu: »Es ist nicht die Aufgabe der Positiven Psychologie, Ihnen zu sagen, dass Sie optimistisch oder spirituell oder freundlich oder humorvoll sein sollen. Sie besteht vielmehr darin, die Auswirkungen dieser Eigenschaften zu beschreiben (zum Beispiel, dass Optimismus weniger Depression, bessere körperliche Gesundheit und höhere Leistung erbringt, vielleicht auf Kosten Ihres Realismus).«[22] Man kann sich einen drohenden und überfürsorglichen Vater vorstellen, der die gleiche Rhetorik benutzt, um seine Tochter in die richtige Richtung zu lenken: »Es ist nicht meine Aufgabe, dir zu sagen, dass du keinen kurzen Rock oder High Heels tragen sollst; ich beschreibe nur die Konsequenzen, wenn du das tust.«

Die Journalistin Barbara Ehrenreich wollte mehr über die wissenschaftliche Basis der Positiven Psychologie wissen. Sie ging geradewegs zur Quelle und verabredete ein Treffen mit Seligman in seinem Büro an der University of Pennsylvania. Er ließ sie lange warten und bestand dann darauf, sie ins Museum mitzunehmen, um sich Monets *Wasserlilien* anzuschauen. Als sie am Museum ankamen, schlug er vor, eine öffentliche Vorlesung über erlernte Hilflosigkeit (eines seiner früheren Rechercheinteressen) zu besuchen, aber die Veranstaltung war ausverkauft.

Ehrenreich hatte eine Reihe von Fragen zu Seligmans Buch *Der Glücks-Faktor* (»das ich genauso schwer fassbar fand wie ihn selbst«[23]). Sie war besonders interessiert an der Glücksgleichung, die sie als »eine der am meisten irritierenden pseudowissenschaftlichen Aussagen in seinem Buch« beschreibt. Die Gleichung G = V + L + W besagt, wie das Glücksniveau (G), das ein Mensch auf Dauer erreichen kann, von drei Faktoren bestimmt wird:

V steht für die vererbte, unveränderbare Bandbreite erreichbaren Glücks; L meint die Lebensumstände; W umfasst die Elemente, die unter der Kontrolle des menschlichen Willens stehen. Mit anderen Worten, Glück wird bestimmt von der Person, die man ist, und den Umständen, in denen man sich befindet – manche mögen offener für Veränderung sein als andere. Da sie der wissenschaftlichen Basis der Gleichung misstraute, fragte Ehrenreich: »Was sind die Maßeinheiten?« Widerwillig erklärte Seligman: »L zerfällt in zwanzig verschiedene Dinge wie etwa Religion und Ehe.«[24] Obwohl Ehrenreich versuchte, eine ausführliche und schlüssige Erklärung aus ihm herauszukitzeln, konnte sie keine bekommen. »Doch Seligman wollte unbedingt eine Gleichung aufstellen«, resümiert Ehrenreich, »weil Gleichungen den Anschein von Wissenschaftlichkeit verleihen.«[25]

Vermochte Seligman auch in seinem Interview mit Ehrenreich die wissenschaftliche Exaktheit seiner Arbeit nicht überzeugend zu erklären, so erwies sich sein Einfluss bei seinen akademischen Kollegen als äußerst erfolgreich. Seit den späten 1990er Jahren hat es die Positive Psychologie geschafft, sich vom Erbe des positiven Denkens zu distanzieren und eine selbständige Subdisziplin zu werden. Sie zieht einen steten Strom an Drittmitteln an, führt Glücksstudien in Universitätslehrplänen ein und hat sogar ihre eigene akademische Ausdrucksmöglichkeit, das *Journal of Happiness Studies*.

Eine akademische Disziplin, die großes Interesse an diesem neuen Forschungsfeld zeigt, ist die Betriebswirtschaft. Das ist nicht überraschend. Wirtschaftshochschulen haben immer schon ein kompliziertes Verhältnis zur Wissenschaft und eine lange Tradition, Ideologie in akademischen Studien neu zu verpacken. Versionen der Positiven Psychologie, entwickelt an Wirtschaftsuniversitäten, sind häufig in Frage gestellt worden, nicht nur weil sie auf schwachen Annahmen gründen, sondern auch weil sie eine Vorstellung von Kapitalismus vertreten, in der Ausbeutung und Hierarchien als ein Gemeinwohl propagiert werden.

Dies war die entscheidende Frage, die Wirtschaftshochschulen beantworten mussten, als sie zu Beginn des letzten Jahrhunderts entstanden: Wie sollten sie ihre Existenz legitimieren und die Welt überzeugen, dass Manager gute Menschen sind, die lebenswichtig für das Wohlergehen einer Gesellschaft sind? Der Maschinenbauingenieur Fredrick Winslow Taylor wird als wegweisender Wissenschaftler erinnert, der neue Methoden erfand, um die Arbeit effizienter zu machen. Zu diesem Zweck beobachtete er Arbeiter, die Eisen verluden. Er benutzte eine Stoppuhr und machte einige grobe Schätzungen und Kalkulationen (die einen heutigen Studenten in Statistik erröten lassen würden). Die Schlussfolgerung war nicht nur, dass die Leute durch strenge Kontrolle schneller und effizienter arbeiten konnten, sondern auch, dass diese Fabriken dringend Manager brauchten, die gebildet genug waren, um die fortschrittlichen »wissenschaftlichen« Prinzipien des Managements zu verstehen. Taylor drückte es so aus: »Die Wissenschaft des Umgangs mit Roheisen ist so groß und verlangt so viel, dass es für den Mann, der sich für diese Art von Arbeit am besten eignet, unmöglich ist, das Prinzip dieser Wissenschaft zu verstehen.«[26] Indem er dieser Management-Methode das Label »science« gab (auch wenn es nicht mehr bedeutete, als eine Stoppuhr zu kaufen und sicherzustellen, dass die Leute unter strenger Kontrolle härter arbeiteten), verlieh Taylor der Rolle des Managers Legitimität. So ließen sich seine überlegene Position und sein Abstand zu denjenigen rechtfertigen, die die körperliche Arbeit ausführten. »Aus einer metaphysischen Perspektive«, mutmaßt Matthew Stewart, »könnte man sagen, Taylor war ein ›Dualist‹: Dort ist Hirn, hier ist Muskelkraft, und die beiden, glaubte er, kommen kaum je zusammen.«[27]

Doch bald schon geriet Taylors wissenschaftliche Betriebsführung in eine Legitimitätskrise. Sie erschien als unnötig brutal und erniedrigend. Da betraten in den 1930er Jahren Elton Mayo und die Human-Relations-Bewegung die Bühne, die eine neue Herangehensweise an Betriebsführung präsentierten und die Erkenntnis verkündeten, dass Menschen nicht aus Stahl gemacht sind, sondern Gefühle haben. Das Argument der Bewegung war, dass sich gute Manager von schlechten durch ihre Fähigkeit unterscheiden, die Gefühle der Menschen nutzbar zu machen und effizientere Arbeitsumfelder zu schaffen. Gib deiner Belegschaft Anerkennung und es wird dir mannigfach zurückgezahlt, lautete der neue Management-Rat, für den Mayo und seine Kollegen nun zu werben begannen. Sie teilten Taylors Ehrgeiz, so viel Energie wie möglich aus den Arbeitern herauszupressen. Aber sie glaubten, es gebe dafür raffiniertere Methoden. Und so wurde ein neues Zeitalter der Ausbeutung geboren, eine Ausbeutung mit menschlichem Antlitz.

Seit den Tagen von Mayo stimmen viele Wirtschaftswissenschaftler der Annahme zu, dass glückliche Arbeiter produktiver sind. Dass Glücklichsein mehr Produktivität erzeugt (und nicht umgekehrt), ist hier ein zentraler Lehrsatz. Shawn Achor zum Beispiel schreibt in seinem Buch *The Happiness Advantage*: »Auf Glück zu warten, begrenzt das Potential unseres Gehirns für Erfolg, während die Steigerung der positiven Intelligenz uns mehr motiviert, effizienter, belastbarer, kreativer und produktiver macht, was die Leistung in die Höhe treibt.«[28] Achor fügt dann eine bezeichnende Erklärung hinzu: »Diese Entdeckung wird von tausenden wissenschaftlichen Studien bestätigt.«[29]

In einem im *Journal of Organizational Behavior* veröffentlichten Artikel stellt Gerald E. Ledford fest, dass »die ›Ein glücklicher Arbeiter ist ein produktiver Arbeiter‹-These tief verwurzelt ist in der Management-Ideologie«.[30] Diese Aussage, fährt er fort, »soll die legitimen Gründe für Konflikte zwischen Arbeit und Betriebsleitung verschleiern, soziale im Gegensatz zu ökonomischen Gründen für schlechte Arbeitsmoral überbetonen und die Manipulation der Beschäftigten durch das Management unterstützen.«[31] Mit anderen Worten, diese Studien verpacken eine Ideologie neu, die jede Verantwortung letztendlich dem Einzelnen zuschiebt.

Wir werden auf den ideologischen Gehalt der Glücksstudien zurückkommen. Aber zuvor wollen wir die offensichtlichste Beschränkung solcher Studien hervorheben, nämlich die Selbstauskunft. Leute, die an diesen Tests teilnehmen, haben stets die Möglichkeit, unehrlich zu antworten, aber das Problem geht noch tiefer. In einer bekannten Studie zur Lebenszufriedenheit[32] konnte ein Forscherteam zeigen, wie die Antworten zu diesen Befragungen kleinsten Änderungen in den Umständen unterworfen sind. Bevor die Probanden den Fragebogen ausfüllten, wurden sie gebeten, in einen Nebenraum zu gehen und einige Papiere zu kopieren, wo für die Hälfte der Teilnehmer ein Zehncentstück deponiert worden war. Die Studie enthüllte, dass diejenigen, die »zufällig« die Münze gefunden hatten, eine beträchtlich höheren Grad der Lebenszufriedenheit angaben als die andere Hälfte.

Die Selbstauskunft erhebt auch einige fundamentale Fragen wie etwa die, ob wir den gleichen Zugang zu unseren Stimmungen und Gefühlen haben wie zu unserem Bankkonto. Eine der Grundannahmen der Psychoanalyse ist, dass wir keine transparente Beziehung zu uns selbst haben. Das Unbewusste tritt in unserem Leben unerwartet in Erscheinung. Freuds große Entdeckung war, dass wir uns nicht völlig unter Kontrolle haben. »Das Ich fühlt sich unbehaglich«, schreibt er 1917, »es stößt auf Grenzen seiner Macht in seinem eigenen Haus, der Seele.«[33]

Mit dem Glück verhält es sich noch komplizierter. »Wer glücklich ist, kann nicht wissen, dass er es ist«, stellt Giorgio Agamben fest, »das Subjekt des Glücks ist kein Subjekt per se und hat nicht die Form eines Bewusstseins.«[34] Glück ist flüchtig, fragil und trügerisch. Immer auf der Flucht. Es überrascht uns in gewöhnlichen Momenten und flieht, wenn wir es am meisten erwarten. Pascal Bruckner drückt es so aus: »Niemand ist jemals sicher, wirklich glücklich zu sein, und schon indem man sich danach fragt, verdirbt man die Antwort.«[35]

Aber solche Einsichten haben Politiker nicht davon abgehalten, die Frage nach dem Glück zu stellen, und zwar nicht nur sich selbst, sondern auch große Teile der Bevölkerung. Ob sie die Antwort verderben oder nicht, ist eine andere Sache. Wie wir sehen werden, sind sie wohl weniger interessiert, eine tatsächliche Antwort zu finden, als vielmehr diesen aufgeladenen Begriff zur Legitimierung einer besonderen Form der Politik zu benutzen.

Grausame Politik: Als David Martin traf

Das Treffen zwischen Martin Seligman und Barbara Ehrenreich war ein Desaster, zumindest nach ihrer Beschreibung. Sie verstanden sich überhaupt nicht, und wir können sicher annehmen, dass sie nicht in Kontakt geblieben sind. Aber einige Zeit danach wurde Seligman von einer viel bedeutenderen Person kontaktiert, dem britischen Premierminister David Cameron. Anders als die nervige Ehrenreich hatte Cameron ernste Absichten. Er machte keine bissigen Bemerkungen über die Glücksgleichung, sondern behandelte Seligman mit dem Respekt, den er als hochangesehener Professor und Pionier auf seinem Gebiet verdiente. Und Cameron war mit all den richtigen Fragen ausgestattet. Er wollte wissen, ob Seligmans Vision der Positiven Psychologie erfolgreich auf ein ganzes Land angewandt werden und es florieren lassen konnte – ohne unnötige und teure Investitionen in staatliche Dienstleistungen.

Cameron war schon lange von der Idee kollektiven Glücks fasziniert und lancierte den Plan eines Glücksindex 2005, kurz nachdem er die Führung der Konservativen Partei übernommen hatte. Aber erst 2010 verkündete er sein Vorhaben, das allgemeine Wohlbefinden in Großbritannien zu messen. In einer Rede, die er im November jenes Jahres hielt, erklärte Cameron: »Wenn das Ziel der Politik darin besteht, das Leben der Menschen zu verbessern – und das ist mein Ziel – und wenn man weiß, gefühlsmäßig und aus einer Fülle von Beweisen, dass Wohlstand allein nicht ein besseres Leben liefern kann, dann muss man praktische Schritte unternehmen, um sicherzustellen, dass sich die Regierung sowohl auf unsere Lebensqualität als auch auf das Wirtschaftswachstum konzentriert, und das ist genau das, was wir zu tun versuchen.«[36]

In einem Geist, würdig eines positiven Psychologen, bezieht er sich auf sein Bauchgefühl und einer Fülle von Beweisen und vermeidet es bewusst zu präzisieren, wie sie miteinander in Beziehung stehen. Aber interessanter noch, er konstruiert eine neue künstliche Bruchlinie: »Die Menschen sind besorgt, dass das Reden über Wohlbefinden zeigt, dass diese Regierung wirtschaftliches Wachstum als unsere Hauptsorge irgendwie beiseiteschiebt.« Aber Cameron beruhigt seine Zuhörer: »Es gibt absolut keinen Zweifel, dass es unsere oberste Priorität ist, die Wirtschaft in Gang zu halten … Wir versuchen, es für die Menschen leichter zu machen, ihr eigenes Geschäft zu starten, wir kürzen die Körperschaftsteuer, und wir stärken Unternehmen den Rücken.«

Cameron besteht darauf, dass sich soziales Wohlbefinden und Unternehmertum nicht wechselseitig ausschließen – eine Lektion, die er von der Positiven Psychologie gelernt haben mag. Diese Art des Wohlbefindens produziert nicht etwa unbeteiligte Hippies, die in den Wald ziehen und in einem Nebel aus Zauberpilzen verschwinden. Im Gegenteil, staatlich propagiertes Wohlbefinden wird verantwortungsbewusstere und härter arbeitende Menschen hervorbringen, die hervorragend funktionieren und nur selten medizinische Versorgung brauchen, weil, wie wir sehen werden, eine positive Einstellung für ein effektives Heilmittel gehalten wird.

Das Timing von Camerons Initiative war bemerkenswert. Studenten waren gerade auf die Straße gegangen, um gegen die hohen Studiengebühren zu protestieren. Gewerkschaften mobilisierten Unterstützung für Aktionen gegen die geplanten Einsparungen staatlicher Ausgaben. Und in der Folge der Finanzkrise sahen die Aussichten für die britische Wirtschaft trostlos aus. Eine landesweite Glücksumfrage mitten in einer Rezession zu veranlassen, die absehbar die einfachen Leute hart treffen würde, schien gelinde gesagt ziemlich befremdlich.

Cameron jedoch sah die Sache anders. Er dachte beim Begriff des Wohlbefindens nicht an etwas, das aus einem Wohlfahrtsstaat hervorgeht. Wenn überhaupt, dann beeinträchtigt seiner Meinung nach Sozialhilfe das Glück, weil sie die Menschen nur faul macht und davon abhält zu gedeihen. So oder so, diese Dinge sind unerheblich. Wenn man sich die missionarische Botschaft vom positiven Denken genauer ansieht, besagt sie, dass Rezession und Austerität – in der Tat so gut wie alle äußeren Umstände – wenig Einfluss darauf haben, ob die Menschen sich für glücklich halten oder nicht. Dies ist ein seit den frühen 1970er Jahren immer wiederkehrendes Thema in Glücksstudien.

In einer bekannten Studie aus dem Jahr 1978 wollte eine Gruppe von Psychologen das relative Wesen des Glücks verstehen.[37] Sie bildeten zwei Gruppen. Die erste bestand aus Lotteriegewinnern, die Jackpots zwischen 50.000 und einer Million Dollar gewonnen hatten. Die andere Gruppe bestand aus Opfern schwerer Unfälle, die gelähmt waren (einige von der Hüfte, andere vom Hals abwärts). Zum Vergleich nahmen sie noch eine Kontrollgruppe gewöhnlicher Leute hinzu, die weder ein Vermögen gewonnen hatten noch paralysiert waren. Es stellte sich heraus, dass die Lotteriegewinner nicht glücklicher waren als die Kontrollgruppe. Tatsächlich hatten sie weniger Freude an alltäglichen Aktivitäten. Verglichen mit der Gruppe der erst seit kurzem Gelähmten schauten die Lotteriegewinner pessimistischer in die Zukunft. Daraus zogen die Forscher den Schluss, dass »die Blinden, Behinderten und Missgebildeten nicht weniger glücklich sind als andere Leute.«[38]

Über die wissenschaftliche Aussagekraft der Selbsteinschätzung machte sich Cameron keine Sorgen. Die Glücksumfrage, die er schließlich 2011 in Auftrag gab, benutzte ein leicht vereinfachtes Standardformat, ähnelte aber ansonsten dem, das in vorherigen Studien angewandt worden war. Camerons Glücksumfrage bestand aus vier Fragen: »(1) Wie zufrieden sind Sie insgesamt mit Ihrem gegenwärtigen Leben? (2) Inwieweit empfinden Sie die Dinge, die Sie tun, insgesamt als lohnenswert? (3) Wie glücklich alles in allem fühlten Sie sich gestern? Und (4) Alles in allem, wie besorgt fühlten Sie sich gestern?«[39]

Man darf vermuten, dass die letzten zwei Fragen zynische Forscher davon abhalten, Münzen vor Ort zu deponieren, und einmal mehr die kontextuelle Sensitivität dieser Tests zeigen sollten. Trotzdem besagten die Ergebnisse nicht viel: Etwa 60 bis 80 Prozent antworteten, dass sie mit dem, wie es ist, zufrieden seien. Die durchschnittliche Lebenszufriedenheit belief sich auf 7,4. So nahmen Kritiker auch sogleich die Gelegenheit wahr, ein paar bissige Bemerkungen über die Studien zu machen: Sie sei eine Verschwendung von Zeit und Geld und nichts anderes als eine »Feststellung des ohnehin Naheliegenden«.[40]

Eine wichtigere Frage ist nicht, ob diese Umfrage eine akkurate Darstellung des Wohlbefindens der britischen Gesellschaft oder überhaupt irgendetwas hervorbrachte. Zu fragen ist vielmehr, *warum* Cameron so sehr daran interessiert war, eine Glücksstudie in Auftrag zu geben. Insbesondere, warum wollte er diese Studie zum selben Zeitpunkt durchführen, da er neue Sparmaßnahmen vornahm? Und vor allem, warum holte er sich Rat bei Martin Seligman, dessen Botschaft lautet: Glück hat nicht so sehr mit den Umständen zu tun als vielmehr mit dem, was man aus den Umständen macht?

Eine Deutung der Glücksinitiative Camerons meinte, dass er die öffentliche Aufmerksamkeit von konkreten sozialpolitischen Diskussionen ablenken wollte. Eine landesweite Glücksumfrage zu initiieren, nahm die Aufmerksamkeit weg von drängenden politischen Fragen wie etwa die, ob der Staat öffentliche Dienstleistungen unterstützt und liefert. Aber auch das trifft die Sache nicht. Was hier auf dem Spiel steht, ist eine radikale Neuausrichtung der Frage der Regierungsführung. Glück ist keine billige Kompensation für den geschwächten Wohlfahrtsstaat. Vielmehr wird es als eine starke Haltung gesehen, die den Menschen helfen kann, ihre Situation zu ändern. Dieser Logik zufolge wäre die Kürzung der Sozialhilfe keine Strafe, sondern ein notwendiger Weg, um die Leute aktiv werden zu lassen. Es ist eine Politik, die darauf abzielt, träge Fettsäcke, die den ganzen Tag auf der Couch sitzen und fernsehen, in gebesserte Menschen mit einem aufblühenden Unternehmergeist zu verwandeln, die vorbildlich funktionieren und belastbar sind.

In diesem Sinne ist der wahre Gegenpart zur Glück propagierenden neoliberalen Regierung nicht so sehr Martin Seligman als vielmehr die australische Selbsthilfe-Ikone Rhonda Byrne. Nach der ersten Glücksumfrage begannen britische Zeitungen, Artikel zu veröffentlichen, die nahelegten, dass Camerons Glücksindex die falsche

Art Glück gemessen hatte. Und die Kritik kam nicht von der Opposition, sondern von innen heraus. In einem Artikel des *Guardian* war zu lesen: »Amerikanischer ›Optimismus-Experte‹, der den Premierminister inspirierte, befürchtet, dass er [Cameron] alles ganz falsch verstanden hat.«[41] Es war Martin Seligman, der sich nun von Camerons Glücksindex distanzierte und Bedenken über die Nützlichkeit solcher Umfragen äußerte. Offensichtlich hatte Seligman sich weiterentwickelt. Er bezweifelte nun, ob Glück ein Begriff ist, über den man überhaupt sprechen sollte. »Das Wort ›Glück‹ hat mir immer zu schaffen gemacht«, sagt er in dem Artikel, »teils weil es wissenschaftlich sperrig ist und verschiedenen Leuten ganz Verschiedenes bedeutet und auch weil es subjektiv ist.«[42]

Rhonda Byrne zeigte derweil keine Zeichen, dass sie ihre Position revidieren würde. In ihrem Bestseller (zuerst als DVD veröffentlicht) präsentiert sie die perfekte ideologische Ergänzung zum Neoliberalismus. Sie nennt ihr Buch *The Secret.* Wie bei der Positiven Psychologie basiert dieses Geheimnis auf Wissenschaft, nämlich dem Gesetz der Anziehung (und wenn jemand die wissenschaftliche Ernsthaftigkeit dieses Werks anzweifelt, so kann man darauf verweisen, dass Byrne die Quantenphysik erwähnt). Wie so viele andere Schriften in diesem Genre zeigt auch Byrne das entsprechende Gefühl der Selbstgefälligkeit. Sie beschreibt, wie sie das »Geheimnis« entdeckte, das schon andere bedeutende Personen vor ihr gefunden hatten. Ihre Vorläufer sind unter anderem »Platon, Shakespeare, Newton, Hugo, Beethoven, Lincoln, Emerson, Edison und Einstein.«[43] Wir befinden uns also in guter Gesellschaft. Und auch wir können das Geheimnis finden und erfolgreich werden. Byrne teilt uns mit: »Das Geheimnis kann Ihnen geben, was auch immer Sie wollen.«[44]

Das Geheimnis bringt Glück, gute Gesundheit und außerordentlichen Reichtum – und alles andere, was man sich wünschen mag. Was ist also das Geheimnis? Dass Gedanken mächtig sind und dass man sie benutzen kann, um gute Dinge möglich zu machen. Eine Metapher dafür ist, dass wir wie Magneten sind. »Sie sind der mächtigste Magnet im Universum! Sie enthalten eine magnetische Kraft in sich, die stärker ist alles in der Welt, und diese unergründliche magnetische Kraft wird durch Ihre Gedanken produziert.«[45] Als ein Magnet zieht man an, was man will, und erzeugt Erfolg durch die eigene Gedankenenergie.

Es fällt schwer, das mit Ernst zu erörtern. Wie Catherine Bennett im *Guardian* schrieb: »Nur ein Idiot kann The Secret ernst nehmen.«[46] Trotzdem gibt es Leute, die anscheinend dem Rat folgen. Und zu denen gehört offensichtlich auch David Cameron. Er konzentriert sich auf Träume und positive Ergebnisse, nicht auf deprimierende Dinge. »Man sehe, wie Secret-Anhänger Cameron nur die Dinge hervorhebt, die er will«, fährt Bennett fort: »Glück zum Beispiel.«

Und dies ist die bemerkenswerteste Leistung von *The Secret*: die Bereitschaft, Ungleichheit zu verteidigen. Während »Wir sind die 99 Prozent« ein weltweiter Slogan wurde, der die Konzentration von Reichtum in Frage stellte, bietet die Autorin von *The Secret* einen alternativen Blick auf die Lage. »Warum glauben Sie, dass ein Prozent der Bevölkerung etwa 96 Prozent des Geldes verdient, das verdient wird?« wird der Millionär Bob Proctor in dem Buch rhetorisch gefragt und bekommt die Antwort: »Menschen, die Reichtum erworben haben, benutzten das Geheimnis, bewusst oder unbewusst. Sie denken an Fülle und Reichtum, und sie lassen keine widersprüchlichen Gedanken zu.«[47]

Diese »Vision« ist nicht nur wahnhaft, sondern auch grausam. Sie besagt, dass wir uns unser Schicksal selbst zuziehen. Ehrenreich drückt es so aus: »Die Kehrseite der Positivität ist daher ein hartnäckiges Insistieren auf der persönlichen Verantwortung.«[48] Alle Nachteile oder Rückschläge, die man erleidet, sind nicht das Ergebnis einer komplexen Reihe von Umständen, sondern letztlich Folgen des eigenen Tuns. Wenn deine Arbeit wegrationalisiert wird, liegt das nicht an den ökonomischen Verhältnissen, sondern an deiner Einstellung. Eine Krebserkrankung zu überleben, hängt nicht einfach nur von professioneller Behandlung ab; du musst Willenskraft zeigen und dich ganz auf die Gesundung konzentrieren. Byrne behauptet: »Krankheit kann es nicht in einem Körper geben, der harmonische Gedanken hat.« Und was ist mit Naturkatastrophen? Als ihr diese Frage nach dem Tsunami von 2004 gestellt wurde, erklärte Byrne: »Durch das Gesetz der Anziehung waren sie [die Opfer] auf derselben Wellenlänge wie das Ereignis.«[49]

Was Byrne für unsere Analyse der Bio-Moral so relevant macht, ist, dass sie in einer extremen Form eine Geisteshaltung ausdrückt, die nicht nur in New-Age-Kreisen vorherrscht, sondern auch in der Politik. Byrnes Beharren auf dem Einzelnen und seiner oder ihrer Verantwortung ist die perfekte Ergänzung zu einer Politik, die Ungerechtigkeit, Armut und Klassentrennung legitimiert. Arme Menschen werden nicht durch die Verhältnisse benachteiligt; es fehlt ihnen einfach an ausreichender Gedankenenergie.

Unterdessen werden wir getröstet, dass die sich weitende Kluft in der Gesellschaft nicht unbedingt eine schlechte Sache ist, da Studien gezeigt haben, dass diejenigen, die arm sind, offensichtlich so glücklich sind wie die Wohlhabenden. Was es genau bedeutet, glücklich zu sein, bleibt hier unklar. Wie wir nun sehen werden, ist Glück keine besonders eindeutige Sache, die sich leicht fassen ließe.

Wer ist glücklich?

Wie wissen wir, dass wir glücklich sind? Können wir das je herausfinden? Die meisten Wissenschaftler würden sagen: Nein. In der Tat, wenn die Umstände keinen Unterschied machen – wenn mich ein Lotteriegewinn von einer Million Dollar nicht glücklicher macht als der Verlust beider Arme bei einem Autounfall – wie können wir dann auch nur beginnen, an Glück als etwas zu denken, das man entweder hat oder nicht? Wie wenden wir diese Skala an?

Während Politiker und Forscher unermüdlich neue Konzepte und Maßstäbe für Glück ausklügeln (passenderweise vergessend, dass Augustinus schon zu seiner Zeit 289 verschiedene Definitionen des Glücks auflistete[50]), vermeiden wir diese Frage im alltäglichen Sprachgebrauch. Es ist unwahrscheinlich, dass einen jemand fragt: »Wie glücklich sind Sie heute?«

Stattdessen fragen wir gemeinhin: »Wie geht's?« Diese scheinbar unschuldigen Worte haben zu Recht Misstrauen auf sich gezogen. Pascal Bruckner unterzog den Satz einer genaueren philosophischen Prüfung. »Wie geht's?«, sagt er, »ist die belangloseste und zugleich tiefgründigste Frage.«[51] Einerseits fragt sie nicht wirklich etwas. Sie ist irritierend pauschal und außerordentlich ungenau und suggeriert, dass der / die Befragte bereit ist, ausführlich zu beschreiben, wie die Dinge laufen, etwa wie das Wetter wird oder ob er / sie den erhofften Job bekommen hat. Man zählt eine Reihe objektiver Merkmale auf, die nahelegen, dass dies mit dem eigenen Wohlbefinden in Zusammenhang steht. Aber andererseits ist dies eine Frage, die den Angesprochenen in eine Ecke drängt. Erwartet wird ein gründlicher moralischer Bericht. Bruckner weist darauf hin, dass es »ein Weg ist, zu verstehen zu geben: Man möchte die Person, die man trifft, zwingen, sich zu situieren, sie, mit einem Wort, einer eingehenden Untersuchung unterziehen.«[52] Das nicht so unschuldige Wesen dieser Frage besteht darin, dass sie einen zwingt, alle verfügbaren Informationen über sich selbst und seine Umstände zu sammeln und schnell ein kohärentes Bild zusammenzustellen, das dem Fragesteller möglichst gefällt. Das Bild hat natürlich wenig mit einem selbst zu tun. Und was immer der Frager von dem Bericht halten mag – das Gegenüber ist vielleicht sehr erfreut, wer weiß? –, man wird trotzdem unter dem Gewicht dieser Worte einknicken.

Aber was Bruckner in seiner ansonsten ausgezeichneten Analyse nicht angemessen erfasst, das ist die unversöhnliche Spannung zwischen den beiden Subjekten, die hier involviert sind. Sie wird in einer anderen faszinierenden Analyse derselben Frage herausgearbeitet. Alenka Zupančič schreibt das Folgende über *Wie geht's?*: »Die Großartigkeit dieser Formel liegt darin, dass die gewöhnliche Antwort (*sehr gut, danke*) auf wunderbare Weise die Ambiguität dieser Frage, ihre zwei möglichen ›Subjekte‹ intakt lässt. Um dies zu sehen, reicht es, den Akzent ein wenig zu verschieben und das ›es‹ in ›Wie geht es?‹ zu betonen. Worauf ich hinauswill, ist, dass die volle Antwort auf die Frage *Wie geht's* sehr gut so etwas sein könnte wie: Es geht sehr gut. Aber mir – nun, das ist eine andere Geschichte. Ich bin müde, ich bin deprimiert, mein Rücken schmerzt …«[53]

Schon den ersten Teil richtig hinzubekommen – das *Es* »sehr gut« erscheinen zu lassen – erweist sich als ein ehrgeiziges und schwieriges Kunststück. Das ist auch das Thema eines faszinierenden Buches von Pierre Bourdieu, in dem er einige Paare aus Mittelklassefamilien untersucht, als sie sich auf das einlassen, was wir das Projekt *Es* nennen können. Dazu gehört das Finden des perfekten Hauses, in der richtigen Vorstadt, mit einem Garten für die Kinder zum Spielen und einem privaten Parkplatz, wo sie ihr Auto waschen und polieren können. Aber, wie

Bourdieu bemerkt, diese Vorhaben erweisen sich oft als zu groß für sie. Sie »sperren sich in unmögliche Zwänge ein und haben nur die Option, mit den Folgen ihrer Entscheidung fertig zu werden.«[54] So sitzen sie nun isoliert in ihren Häusern, weit weg von der Stadt. Sie pendeln täglich zwischen Wohnort und Büro und verbringen viel Zeit in Staus. Sie sind dazu verdammt, sich wie ein Jo-Jo zwischen Schulen und Sportaktivitäten hin- und her zu bewegen, die Kinder, ihre eigenen und andere, abzuliefern und wieder einzusammeln. Es fällt nicht schwer, sich vorzustellen, wie sie abends in die Garage fahren, sich auf den Augenblick schlaffer Ruhe vor dem Fernseher freuen, wenn die Kinder endlich eingeschlafen sind. Dies sind nach Bourdieu die »Fundamente kleinbürgerlicher Leiden«.

Dies ist eine Seite der Pflicht, glücklich zu sein. Man muss sich anstrengen, sein Leben glücklich erscheinen zu lassen, etwa indem man ein Haus kauft, heiratet oder andere große Lebensprojekte in Angriff nimmt. Lauren Berlant nennt diese Projekte »Fantasien des guten Lebens«.[55] Sie beruhen auf traditionellen Mittelklasseträumen, die für das heutige Bürgertum zunehmend unhaltbar – oder unerreichbar – geworden sind. Es versucht, optimistisch zu bleiben, aber diese geistige Haltung basiert auf wahnhaften Annahmen über die Leistungsgesellschaft und die Möglichkeit des sozialen Aufstiegs.

Nicht fähig zu sein, das *Es* zufriedenzustellen, kann eine schmerzhafte Erfahrung sein: Schulden anhäufen; entlassen werden; nicht mehr die Hypothek bezahlen können. Wenn die ganze *Es*-Sache den Bach runtergeht, muss man sich nach Alternativen umsehen – was wir das »Projekt *Du*« nennen können. Inmitten des Friedhofs der Fantasien des guten Lebens bleibt nichts anderes als die Außenwelt auszuschließen und sich stärker dem Selbst – dem *eigenen* Selbst – zuzuwenden. Gewiss, dieses Insichgehen ist auch denjenigen vertraut, die nur mäßigen

Erfolg mit ihren *Es*-Projekten haben. Sich auf sich selbst zu konzentrieren, kann eine angenehme Erfahrung sein, da der ständige Terror des Alltagslebens zeitweise aufhört. Wir lauschen dann nach innen, hören auf den Körper, den wir haben, und erheben sein pulsierendes Gemurmel zu einer Form der Wahrheit, einem Lebensziel.

Dies ist eine uralte Spannung zwischen dem Selbstbild und den herrschenden Normen und Werten der Gesellschaft. Man denke zum Beispiel an das antike Griechenland, genauer an Aristoteles und seine Vorstellung von Glück oder dessen, was zu der Zeit *Eudaimonia* genannt wurde. Doch diese Glücksidee hat wenig gemein mit der »happiness« eines Deepak Chopra. Für Aristoteles war *Eudaimonia* nicht etwas, auf das man zufällig stößt oder realisiert, indem man am Strand liegt und sentimentale Musik hört. Bei *Eudamonia* geht es um das gute Leben, und eine Version von Glück ist aufgeladen mit politischer Bedeutung. Das gute Leben war für die Griechen keine isolierte Angelegenheit, wobei ein Ich getrennt von anderen lebt. Auch ging es dabei nicht hauptsächlich um sinnliche Freuden oder um etwas, was der Körper uns zuflüstert. Bewusst zu leben und richtig zu handeln, sind die Voraussetzungen für ein glückliches Leben. Erst durch tugendhafte Handlungen schafft man ein gutes Leben.

Aber das ist keine leichte Aufgabe. Für Aristoteles muss sich ein Mensch ernsthaft und in Übereinstimmung mit den höchsten menschlichen Eigenschaften einem tugendhaften Leben widmen. Ein solches Leben hat ausgewogen zu sein: Begierden zum Beispiel dürfen nicht geäußert werden, es sei denn in besonnener und gemäßigter Form; Tapferkeit und Mut sind absolut notwendig, aber dürfen nicht so ausgestellt werden, dass sie am Ende als Prahlerei und Maßlosigkeit erscheinen.

Etwas zugleich Asketisches und Aristokratisches ist hier mit im Spiel. Man muss seinen unmittelbaren Neigungen entsagen und seine Begierden unterdrücken. Wer dazu nicht fähig ist, wird auf dem Niveau der »grasenden Tiere« bleiben, wie Aristoteles verächtlich diese »Anderen« nennt. Und mehr noch, um sich in einen wirklich tugendhaften Menschen zu verwandeln, muss man viel Zeit aufwenden. Kein Selbstbetrug; keine Abkürzungen. Also vertrauen Sie nicht auf Bücher wie *Happiness Now*.

Glück ist nach Aristoteles eine Harmonisierung zwischen dem tugendhaften Handeln des Einzelnen und den Werten, die die Götter der Gesellschaft gaben. Das gute Leben ist das Leben der Götter. Folge also den Göttern, lautet der Rat. Schau auf sie und lerne. Aber was auch immer du tust, glaube niemals, du seiest auf der gleichen Stufe. Wie in der hierarchischen Welt der Drogen-Kartelle hast du die Grenzen zu respektieren und musst vorsichtig vorgehen. Vermeide Hochmut. Oder erwarte dein Schicksal.

Wenn Aristoteles der Philosoph ist, den wir mit dem »Projekt *Es*« assoziieren können, dann lässt sich Jean-Jacques Rousseau mit dem »Projekt *Ich*« verbinden.

Schon wahr, diese Verbindung ist ziemlich gewagt. Rousseau konnte nicht das Nachleben seiner Ideen voraussagen; und man kann vermuten, hätte er gewusst, dass viele seiner Gedanken von den sogenannten »Selbsthilfe-Gurus« geklaut werden würden, wäre er nicht allzu erfreut gewesen. Terry Eagleton hat vor einiger Zeit in einem Essay bemerkt, dass Rousseau als ein Vorläufer von Marx über das »drastische Schwinden der öffentlichen Sphäre«,[56] ganz zu schweigen von der rücksichtslosen Feier des Narzissmus, entsetzt gewesen wäre.

Rousseaus Glücksvision unterscheidet sich deutlich von Aristoteles' Glücksbegriff. In den *Träumereien eines einsamen Spaziergängers* beschreibt er Glück als einen friedlichen Ruheort, »ohne genötigt zu sein, sich der Vergangenheit zu erinnern oder die Zukunft herbeizuwünschen, wo die Zeit für nichts zählt, die Gegenwart ewig dauert und diese Dauer sich nicht bemerkbar macht, ohne Spuren des Vergehens der Zeit, wo wir weder das Gefühl des Entbehrens noch des Genusses, der Freude oder Trauer, der Hoffnung oder Furcht haben; wo uns kein anderes Gefühl erfüllt als das unseres Daseins, das unsere Seele ganz ausfüllt. Solange dieser Zustand dauert, können wir uns glücklich nennen …«[57]

Anders als bei Aristoteles hält die Glücksvision nichts von Werten oder Handlungen. Im Gegenteil, dies ist eine Beschreibung von Glück, die jegliches Handeln völlig ignoriert. Rousseau sieht Glück als einen Seinszustand, in dem das Ich von der Gegenwart aufgesaugt wird. Es ist wie das Liegen in einem Boot, das ziellos auf einem See treibt.

So angenehm dieses Bild auch sein mag, es enthält ein klassisches philosophisches Problem, worauf Robert Nozick verwies.[58] Vielleicht erinnern Sie sich an den Film *Matrix*. Das Problem ist dies: Stellen Sie sich vor, es gibt eine Maschine, die jede Erfahrung, die Sie sich wünschen, produzieren kann; stellen Sie sich weiter vor, dass Sie sich von experimentellen Neuropsychologen manipulieren lassen, indem sie Ihr Hirn stimulieren und Ihnen die Erfahrung vermitteln, all das zu tun, was Ihrem Leben Sinn und Zweck gibt (Freunde treffen, sich verlieben, ein Buch lesen und so weiter). Das einzige Problem ist, dass Sie all diese Dinge nicht tun. Sie schwimmen nur in einem Tank, und Ihr Körper und Gehirn sind mit Elektroden verkabelt. Würden Sie sich darauf einlassen? Oder auf die Frage, die Neo in *Matrix* gestellt wird: Nehmen Sie die blaue Pille oder die rote?

Was unsere gegenwärtige Beziehung zum Glück bestimmt, ist unser Wunsch, beide Glücksprojekte zu verfolgen. Während Glück mit einer besonderen Haltung assoziiert wird – man muss sein wahres Ich ausdrücken und seine positiven Eigenschaften ausstellen –, lassen sich auch neue Formen der Fluchtfantasien beobachten, die auf verschiedene Weise Rousseaus ziellose Bootsfahrt wiederholen. Um dieses Verlangen zu verstehen, müssen wir das Auftauchen einer neuen Forderung bedenken. Es ist nicht nur die Aufforderung, glücklich zu sein. Es ist die Forderung, jede Wendung im Leben zu genießen und jede Gelegenheit zu einem möglichen Moment für Genuss zu machen. Wie wir sehen werden, ist es hier, wo das Über-Ich wieder sein hässliches Haupt erhebt.

Zuviel Glück

Der Befehl, Glück zu verfolgen, markiert einen besonderen Wechsel. War die Gesellschaft traditionellerweise auf Verbote gegründet – man musste sich beherrschen und die eigenen Wünsche unterdrücken, um sich anzupassen (oder nicht getötet zu werden) –, sind wir nun in ein Zeitalter eingetreten, wo es nicht nur erlaubt, sondern moralisch gefordert ist, unsere Wünsche zu äußern. Bruckner drückt es so aus: »Die Forderung des säkularen Glücksziels verlangt seine unverzügliche Erfüllung.«[59] Vorbei sind die Zeiten aufgeschobener Belohnung, da man sich erst nach der Arbeit seinen Neigungen frönen und sich etwas Besonderes erlauben konnte. Nun können – und müssen – wir glücklich sein, rund um die Uhr, sieben Tage die Woche.

Da unsere Versuche, Glück herbeizuführen, immer extremer geworden sind, sind auch die Grenzen schmerzhafter spürbar geworden. Das zeigt die Geschichte von Andy Park, der es für eine gute Idee hielt, jeden Tag Weinachten zu feiern, mit geschmücktem Weihnachtsbaum und neuen Geschenken, die jeden Morgen auf ihn warteten. Aber die Zeremonie lieferte nicht das erhoffte Glück.[60] Das zwanghafte Beharren auf dem Immergleichen führte nicht zur Entdeckung von etwas Neuem. Es war eben nur das: das Gleiche. Es wurde repetitiv, monoton, erschöpfend.

Dieser Modus der unaufhörlichen Wiederholung ist auch das Thema von Steve McQueens Film *Shame*. Michael Fassbender, der die Hauptfigur Brandon spielt, bleibt, mit nur wenigen Ausnahmen, während des ganzen Films stumm. Wir sehen seinen halberigierten Penis fast so oft wie seine Lippen, und wenn die sich bewegen, sagen sie weniger als nichts. Er hat sein Leben nach dem Prinzip des größten Vergnügens eingerichtet. Masturbation, Sex, Kokain. Sinnlose Arbeit (mit gelegentlichen Unterbrechungen für mehr Masturbation). Und dann wieder zurück in seine überteuerte, seelenlose Eigentumswohnung. Eine Szene insbesondere fängt dieses Gefühl des passiven Nihilismus ein: Nach einem weiteren öden Tag im Büro kommt Brandon nach Hause, legt eine Aufnahme von Bachs Goldberg-Variationen ein, holt sich eine Flasche Bier und eine Schachtel mit übriggebliebenem asiatischen Essen, setzt sich in die Küche, öffnet seinen Laptop und schiebt einen Hardcore-Porno rein. Zweifellos ein Essen, würdig des Mannes von heute.

Oberflächlich betrachtet beschreibt *Shame* einen Sexsüchtigen mittleren Alters, der gefangen ist in einem selbstzerstörerischen Verhaltensmuster. Er ist depressiv, aber nicht depressiv im klassischen Sinn. Man mag denken, sein Problem besteht darin, dass er unfähig ist, Vergnügen zu haben. Aber es ist genau umgekehrt; er ist unfähig, irgendetwas anderes zu tun als dem Vergnügen nachzujagen.

Dies ist ein Zustand, den Mark Fisher als depressive Hedonie[61] beschrieben hat. Es ist nicht die Anhedonie, die wir normalerweise mit Depression in Verbindung bringen, sondern eine Depression, die aus einem unermüdlichen Hedonismus herrührt. Es ist ein Zustand, in dem nichts existiert außer der Jagd nach immer neuen Vergnügen, wobei man sich vollkommen bewusst ist, dass etwas Fundamentales fehlt, aber unfähig ist, jenseits des ununterbrochenen Genusses irgendetwas wahrzunehmen. Das Resultat ist ein klaustrophobisches Gefühl von Langweile.

Steve McQueen erklärte in einem Interview, dass er einen Film über »das Jetzt« machen wollte und darüber, wie die totale Verfügbarkeit von etwas, Sex in diesem Fall, unvermeidlich zum Überkonsum verführt, so wie bei einem Haufen unbändiger Kinder, die auf einen Tisch voller Süßigkeiten losgelassen werden. »Es ist so wie: Es gibt mehr fette Lebensmitteln in den Supermärkten, also werden die Leute fett.«[62] Aber der Film widersteht der Versuchung zu moralisieren. Brandon ist nicht einfach ein Opfer der Konsumgesellschaft, das dazu verlockt wurde, das Oberflächliche auf Kosten der wahren Sache zu verherrlichen. Das Problem, das Brandon durchlebt, ist das Gegenteil: Er bekommt zu viel von der wahren Sache.

Wir wissen von der Psychoanalyse, dass Lust und exzessives Genießen (oder *jouissance*) zwei völlig verschiedene Dinge sind. Während das Lustprinzip kleine und geregelte Dosen der Erfüllung verordnet, um Schmerz und Leiden zu beschränken, ignoriert exzessives Genießen jede derartige Berechnung. Es wäre leicht zu sagen, dass sich Brandon für das Zweite entschieden hat, dass seine ganze Existenz auf den Exzess ausgerichtet ist. Das aber geht an der Sache vorbei. Was Brandon für unsere Analyse der Bio-Moral interessant macht, ist, dass er widerwillig fortfährt, nach mehr Genuss zu suchen, obwohl er nie das Objekt seines Begehrens findet. Das sind nicht unbedingt großartige Vergnügen, sondern eine endlose Reihe banaler Aktivitäten – die alle, wenn auch ziemlich naiv, Sinn in sein Leben bringen sollen. Auf diese Weise unterwirft er sich treu dem Wellness-Befehl: Er treibt nicht rücksichtlos auf Exzess und Tod zu, sondern jagt dem Vergnügen nach. Und doch sind Exzess und Tod seine unaufhaltsame Bestimmung.

Dieses Paradox hilft uns, die Ambiguität des Wellness-

Befehls zu verstehen. Wir erwähnten zu Beginn dieses Buches, das der Wellness-Befehl viel mit dem gemein hat, was Žižek den »Über-Ich-Befehl zu genießen« nennt. In beiden Fällen werden wir gedrängt, etwas zu verfolgen, was sein Gegenteil hervorbringt. Je mehr wir uns anstrengen zu genießen, desto schwieriger wird es. Je mehr wir unser Wohlbefinden maximieren, desto mehr scheinen wir zu leiden. Aber um diese Doppeldeutigkeit zu verstehen, ist es wichtig zu fragen, was Genießen bedeutet. Oder genauer gesagt: Auf welche Art des Genießens zielt dieser Befehl? Haben wir es mit gemäßigten Vergnügungen oder exzessivem Genießen zu tun? In seinem Buch *Parallaxe* bemerkt Žižek: »Fordern die Injunktionen, dass man es sich gut gehen lassen und Selbstverwirklichung, Selbsterfüllung usw. erreichen soll, nicht gerade, die exzessive *jouissance* zu vermeiden und eine Art homöostatisches Gleichgewicht zu finden?«[63]

Dies ist eindeutig der Fall beim Wellness-Befehl: Er soll dabei helfen, ein Gefühl des ausgewogenen Wohlbefindens aufrechtzuerhalten, sei es, dass man mit einer gesunden Essgewohnheit beginnt, sich mehr bewegt oder seine Achtsamkeitsfähigkeiten verbessert. Was all diese Tätigkeiten miteinander gemein haben, ist eine Verpflichtung zu Selbstregulierung und Gleichgewicht, um eine funktionierende, nicht exzessive Person hervorzubringen.

Doch dies ist nur ein Teil der Geschichte. Žižek fährt fort: »Ist es darüber hinaus nicht so, dass die warenförmigen Provokationen zu genießen, mit denen wir ständig bombardiert werden, uns genau zu einer autistisch-masturbatorischen, ›asozialen‹ *jouissance* treiben, deren Extrembeispiel die Drogensucht ist?«[64]

Und dies ist die Ambiguität im Herzen des Wellness-Syndroms. Einerseits werden wir zu allen Zeiten und an allen Orten mit dem Befehl bombardiert, Vergnügen zu suchen, eine gemäßigte Form von Vergnügen, die frei ist von exzessivem Genießen. Diese Art Lebensstil, diktiert von den Vorschriften des Lustprinzips, wird uns, glauben wir, helfen, ein angenehmes, ausgewogenes Leben zu führen. Alles ist schön und gut, so scheint es. Aber dann wird der ständige Druck, Vergnügen zu suchen, langweilig und erschöpfend. Er treibt uns zu dem, was Žižek eine autistisch-masturbatorische »asoziale« *jouissance* nennt. Schließlich endet die Jagd nach Lusterlebnissen in einer isolierten Existenz, die von der brutalen Bedeutungslosigkeit des Körpers bestimmt wird. So verhält es sich mit Brandon. In seiner Verpflichtung zu körperlichen Freuden steckt er fest in einer Wiederholungsschleife des Verlangens. Jede Begegnung mit einem begehrten Objekt lässt ihn kalt und macht ihn letztlich depressiv. Er bewegt sich von Objekt zu Objekt, erhält aber keine Befriedigung. Er sitzt da, am Küchentisch, und schaut sich lustlos Pornos an. Dorthin hat ihn der Befehl zu genießen gebracht – zu seinem logischen Schluss: eine Begegnung mit der Leere seines Begehrens.

Brandons Tragödie besteht darin, dass er seinen Körper fälschlicherweise für ein Wahrheitssystem gehalten hat. Während seine Welt um ihn herum allmählich verschwindet, vertraut er immer mehr seinem Körper. Dies ist das Schicksal des passiven Nihilisten. Unbeteiligt schaut er auf die Welt und findet sie sinnlos. Für ihn gibt es dort draußen keine Wahrheit. Sie findet sich vielmehr tief in den erstaunlichen Geheimnissen des Selbst. So unterwirft er sich den Idealen der Bio-Moral.

An diesem Punkt werden die Anhänger der Wellness wahrscheinlich protestieren. Für sie ist Brandon weit entfernt von einem perfekten Leben im Sinne der Bio-Moral. Er ist ein pornobesessener, entfremdeter Büroarbeiter, der dringend Meditation, Achtsamkeit und eine gesündere Ernährung bräuchte. Wenn er eine positivere Lebensauffassung entwickeln und auf ein authentisches Glück hinarbeiten könnte, würde er erkennen, dass mildere Formen

des Vergnügens wie etwa ein ruhiger Spaziergang im Park weitaus befriedigender sind als eine endlose Folge von Pornos.
Doch Brandon ist dem Glücksucher näher, als man vielleicht glauben möchte. Während er Pornofilme Yoga vorzieht, verlässt er sich auf keine anderen Botschaften oder Signale als diejenigen, die sein Körper aussendet. Wie jeder gute Glückssucher verfolgt Brandon Befriedigung auf eine kalkulierte und repetitive Weise und jagt dem nach, was er für eine sichere Quelle des Vergnügens hält. Das Leben von Brandon und anderen Wellness-Suchern dreht sich fast vollständig darum, ihr Glück zu maximieren. Da diese Obsession langsam die übrige Welt hinausdrängt, bleibt endlich nichts übrig als das rhythmische Pulsieren des Körpers.

4

Das gewählte Leben

»Platon sagt, ein ungeprüftes Leben sei nicht lebenswert. Was aber, wenn das geprüfte sich ebenfalls als Reinfall erweist?«

Kurt Vonnegut, *Wampeters, Foma and Granfalloons*

Das Versprechen der Arbeitslosigkeit

Um unser ungenutztes Potential freizusetzen, müssen wir uns auf eine lange Reise nach innen begeben. Jeder denkbare Aspekt – von unseren tiefsten Gefühlen bis zu unseren täglichen Gewohnheiten – muss untersucht und anschließend korrigiert und optimiert werden. Das erfordert eine klare Orientierung und uneingeschränkt positive Haltung. Selbst wenn unsere Situation unerträglich schlimm erscheint, wird erwartet, dass wir optimistisch bleiben, in uns selbst suchen und eine Lösung finden. So wird Positivität der Weg zum Erfolg. Sie ist der Schlüssel, um jemanden zu finden, den man liebt, und Freunde, mit denen man Zeit verbringen kann. Aber wichtiger noch, sie ist der Schlüssel, um eine Stelle zu finden und eine Karriere zu beginnen. Nirgendwo wird die Botschaft der Positivität lauter verkündet als bei der Stellensuche.

»Sie haben jeden Karriere-Rat befolgt, aber immer noch kein Glück bei der Stellenjagd?«, fragt der Karriere-Coach Harry Freedman rhetorisch. »Positives Denken könnte die Antwort sein.«[1]

Der 52jährige John Robson aus Wigan (England) hatte keine besonders positiven Gefühle an dem Tag, da sein Arbeitslosengeld gekürzt wurde. Er war sanktioniert worden, was bedeutete, dass er nun »Härtegeld« (hardship payments) beantragen musste. Er bekam nur noch die Hälfte seines Arbeitslosengeldes, 30 Pfund die Woche. Robson war nicht benachrichtigt worden. Er bemerkte die Kürzung erst, als das Geld nicht auf seinem Konto war. Die Arbeitsagentur warf ihm vor, die Frist für drei Jobs verpasst zu haben, obwohl er sich tatsächlich beworben hatte. Die Bewerbungen waren nur spät eingetroffen.

Im April 2011 packte ein Arbeitsvermittler aus. Er erzählte dem *Guardian*, dass sie systematisch dafür sorgten, dass Arbeitssuchende ihre Beihilfe verlieren.[2] Legastheniker bekamen schriftliche Stellengesuche, mit denen sie schwer zurechtkamen. Bewerbungsformulare wurden absichtlich in letzter Minute verschickt, so dass sich Arbeitssuchende nicht rechtzeitig bewerben konnten. Das waren keine Eigeninitiativen fieser Angestellter der Arbeitsagentur. Die Anordnung war von oben gekommen. Die Vermittler waren einfach den Weisungen gefolgt. Der Mitarbeiter, der mit dem *Guardian* sprach, beschrieb, wie seine Kollegen und er sich den Vorwurf anhören mussten, dass sie hinter anderen Ämtern zurücklägen, die weitaus effizienter Leute sanktioniert hatten. Ein Arbeitsvermittler berichtete: »Wir lagen weit hinter den anderen Agenturen zurück, und wir gingen zu einem Meeting, wo man uns mit anderen Agenturen verglich und sagte, wir müssten nun mindestens drei Leute pro Woche bestrafen, um aufzuschließen. Die meisten von uns gehen nun zur Arbeit und denken ständig daran – wen kann ich diese Woche rankriegen?«[3]

Das Ministerium für Arbeit und Renten leugnete anfänglich, dass Arbeitsagenturen hilfsbedürftige Menschen bewusst um ihr Recht auf Unterstützung brachten. Nachdem die Medien darüber berichtet hatten, erschien der zuständige Minister, Iain Duncan Smith, auf Sky News, wo er die Geschichte »ein Komplott«[4] nannte. Aber später gab das Ministerium zu, dass einige Job-Center Zielvorgaben festgelegt hätten, doch das seien vereinzelte Vorfälle gewesen.

Diese Rede von »schwarzen Schafen« wurde 2013 in Frage gestellt, als ein Rundbrief aus dem Job-Center in Malvern der Öffentlichkeit bekannt wurde. In dem Brief stand, dass die Mitarbeiter der Agentur zu nachlässig bei der Sanktionierung ihrer Arbeitslosengeldempfänger gewesen seien. Aus dem Schreiben: »Wir sind gegenwärtig eine der leistungsschwächsten Behörden hinsichtlich der Sanktionsempfehlungen, und wenn wir uns nicht verbessern, werden uns Sondermaßnahmen auferlegt.«[5] Es wurde später enthüllt, dass das Ministerium landesweit »Wertungslisten« erstellt, auf denen die Durchführung von Sanktionen nach Bezirken aufgegliedert wird, mit roten und grünen Pfeilen, die besagen, wie gut oder schlecht ein Bezirk abschneidet.[6] Je mehr Leute bestraft werden, desto höher wird die Leistung der Agentur bewertet. Ein Berater drückt es so aus: »Der Staatskasse Kosten ersparen, das ist das Schlagwort, das in unserer Behörde kursiert.«[7]

Der offizielle Grund für die Sanktionen gegen Arbeitssuchende lautet, dass sie sich bei ihrer Suche zu untätig verhalten hätten. Sie hatten sich nicht genug um Jobs beworben, Fristen verpasst oder waren nicht zu Schulungen erschienen, die ihre Vermittelbarkeit verbessern sollten. Kurz gesagt, sie hatten nicht die Erwartungen erfüllt, die mit der Jobsuche einhergehen.

Auf eine merkwürdige Weise bedeutet sanktioniert zu werden so viel wie gefeuert zu werden und wird damit begründet, dass man sich vor seinen Pflichten gedrückt habe. Doch so merkwürdig ist diese Analogie nicht, da die Arbeitssuche heute selbst als eine Arbeit betrachtet wird. In seiner einjährigen Studie über eine amerikanische Unterstützungsorganisation für arbeitslose Bewohner der Westküste beobachtete der Organisationstheoretiker Ofer Sharone, dass die Arbeitslosen als professionelle Arbeiter gesehen wurden. Die Stellensuche galt als eine ernsthafte Beschäftigung; nicht als etwas, was man nebenbei machte. »Betrachten Sie Ihre Suche als einen Vollzeitjob, nicht als einen Teilzeitjob«,[8] belehrte einer der Experten in der Supportgruppe die Jobsuchenden.

Aber was für eine Art Arbeit ist die Arbeitssuche? Es ist nicht einfach ein Verwaltungsjob, der das Versenden zahlreicher Bewerbungen und das Feilen am eigenen Lebenslauf einschließt. Es geht mehr um Verkauf und Produktentwicklung. Verkauf in dem Sinne, dass man neue Ideen haben muss, wie man sich vermarktet, brandet und verkauft. Produktentwicklung in dem Sinne, dass man neue Wege finden muss, an sich zu arbeiten, sich aufzuwerten und sich zu ändern. Schließlich muss man als Stellensuchender sich selbst als ein Produkt sehen, eines, das attraktiv für den Markt gemacht werden muss. Das Schlagwort lautet: Du musst dich vermittelbar machen – interessant genug für einen Arbeitgeber, so dass er dich an Bord holt. Wichtig ist hier, sich als ein gesundes, optimistisches und aktives Talent in Wartestellung zu präsentieren.

Im Laufe der zweiten Hälfte des zwanzigsten Jahrhunderts bekam der Begriff Vermittelbarkeit eine unterschiedliche Bedeutung. Anfänglich war er eingeführt worden, um diejenigen, die arbeiten konnten, von denjenigen zu trennen, die es nicht konnten, und dann wurden politische Initiativen ersonnen, die den Grenzfällen dabei helfen sollten, wieder ins Berufsleben einzusteigen. Mit anderen Worten, es war eine politische Initiative, bei der es vor allem darum ging, was Arbeitgeber tun konnten, um Arbeiter und Angestellte dazu zu bringen, sich auf dem Arbeitsmarkt anzubieten.[9]

Während dieses nachfrageorientierte Modell während der 1960er und 1970er Jahre eine Reihe von Veränderungen durchlief, so galt es doch bis Anfang der 1990er Jahre. Etwa zu dieser Zeit nahm eine neue Bestimmung von Vermittelbarkeit Gestalt an. Sie wurde unter dem Namen »labour market performance employability«[10] (»Arbeitsmarktvermittelbarkeit«) bekannt. Auch wenn sich nun der Schwerpunkt in Richtung Individuum verschob, wurde immer noch anerkannt, dass Beschäftigung nicht nur eine Angelegenheit des Einzelnen war.

Erst gegen Ende der 1990er Jahre setzte sich die gegenwärtige Version von Vermittelbarkeit durch, bei der der Einzelne der allein verantwortliche Akteur ist als jemand, der sich als voll flexibel, ständig formbar und äußerst anpassungsfähig präsentieren soll. Dies ist eine Verschiebung hin zu etwas, was einige Wissenschaftler einen »angebotsorientierten Fundamentalismus«[11] genannt haben. Die Geburt dieses Fundamentalismus lässt sich in Großbritannien auf das Jahr 1998 datieren, als Tony Blair den »New Deal« einführte; und in den USA war es 1996, als Bill Clinton ein neues Sozialreformgesetz unterschrieb. Sie hatten beide das Wohlfahrtsystem als hoffnungslos ineffektiv kritisiert. Und das ernsthafteste Problem, behaupteten sie, sei, dass der Sozialstaat Passivität und Trägheit fördere. Das System produziere Menschen, die automatisch in einen phlegmatischen Zustand abdrifteten, wo sie sich angeblich von dem generösen Wohlfahrtssystem aushalten ließen. Dies war die Geburt der »Welfare Queen« in den USA und ihrer britischen Kusine, der »chavette« (Prolette). Wie in Kapitel 2 beschrieben, gehört dazu das abschätzige Image der alleinerziehenden Mutter mit zahlreichen Kindern, die ihr Geld vom Staat kassiert. Ihnen wurde unterstellt, sie hätten einen ungesunden Lebensstil, antisoziale Tendenzen und eine negative Einstellung zur Arbeit. Die neuen Sozialreformen aus den 1990er Jahren zielten genau auf diese moralisch fragwürdigen Individuen. Nun wurde verlangt, dass sie eine optimistische, »Das schaff ich«-Haltung zeigten.

Als er das Gesetz unterschrieb, löste Clinton sein Wahlversprechen von 1992 ein, »Sozialhilfe, so wie wir sie kennen, zu beenden.«[12] In mancherlei Hinsicht führte er die Politik ein, die anfänglich von Reagan ersonnen worden war, der seinen Angriff auf den Wohlfahrtsstaat mit einer wohlüberlegten Strategie verband, die neue Generation der Selbstverwirklicher zu beeindrucken. In Großbritannien verlief die Geschichte ähnlich. Als Blair 1997 sein Amt antrat, entwarf er eine Reihe von Initiativen, die dabei halfen, thatcheristische Politik zu bürokratisieren, und gleichzeitig Eindruck auf die authentizitätsversessene Mittelklasse machten. Blairs unverblümte Wende nach rechts blieb keineswegs unbemerkt. Während viele Leute dies für einen bedauernswerten Schritt in die falsche Richtung hielten, zeigten sich andere hocherfreut. Eine von ihnen war Margaret Thatcher. Im Jahr 2002, als sie zu einem Abendessen in Hampshire eingeladen war, fragte sie einer der Gäste, was ihre größte Leistung sei. Ihre Antwort: »Tony Blair und New Labour.«[13]

Und das ist die Ironie: Was aus dieser politischen Kehrtwende – ein neuer Begriff der Beschäftigungsfähigkeit, der strikt auf der individuellen Verantwortung besteht – herauskam, wurde bald schon als unpolitisch angesehen. Dies entspricht weitgehend der Beobachtung, die Sharone in seiner Studie über amerikanische Arbeitssuchende macht: dass Vermittelbarkeit radikal entpolitisiert wurde. Was auch immer die strukturelle Dimension von Arbeitslosigkeit sein mag, diese Probleme bleiben am besten unerwähnt. Die Arbeitssuchenden, die Sharone in der Supportgruppe traf, wurden aufgefordert, nicht nach äußeren Hürden – wie etwa die trostlosen Aussichten auf dem Arbeitsmarkt – zu suchen. Vielmehr sollten sie ihren Blick nach innen wenden, um die inneren Hindernisse zu erkennen und schließlich zu überwinden. Um ihre Erfolgschancen zu verbessern, wurde den Jobsuchern gesagt, sie sollten ihre Zeit nur mit Leuten verbringen, die ihnen positive Gefühle vermitteln. Darüber hinaus sollten sie andere unangenehme Aspekte verdrängen, zum Beispiel, indem sie auf Radio- und Fernsehnachrichten verzichteten (»Nachrichten-Fasten« wurde das genannt). Auch sollten sie negative Worte vermeiden, besonders das Wort »arbeitslos«, das auszusprechen in der Gruppe verboten war. »Sie sind nicht arbeitslos«, teilte einer der Experten den Arbeitssuchenden mit, »Sie sind Ihr eigener Herr.«[14]

Diese Art Sprache verlagert strukturelle Probleme auf den Einzelnen. Wenn du keinen Job bekommen kannst, ist das nicht auf die Wirtschaft oder irgendwelche anderen äußeren Ursachen zurückzuführen. Schuld ist deine Unfähigkeit, deine inneren Hindernisse zu überwinden. Oder es liegt daran, dass du dich ständig an den falschen Orten bewirbst; das jedenfalls sagt uns das Selbsthilfehandbuch *Unlock the Hidden Job Market* von Duncan Mathison und Martha I. Finney. Sie behaupten, es gebe zwei Typen von Arbeitsmarkt. Der erste ist der Markt, den jeder kennt. Und hören Sie, dort werden Sie keinen Job finden! Es gibt dort bereits zu viele Leute, die um zu wenige Stellen kämpfen. Schauen Sie sich aufmerksam um, und Sie werden entdecken, dass es noch einen anderen Markt gibt – der verborgene Arbeitsmarkt, »jenes Paralleluniversum der Möglichkeiten, die auf jeden warten, der die Geschicklichkeit, Neugier und Energie hat, sie aufzuspüren.«[15] Dort, versprechen die Autoren ihren Lesern, werden sie ihre Jobs finden. Man muss nur initiativ in diese verborgene Sphäre eindringen, eine aktive Rolle bei der Stellensuche übernehmen und sich nicht von der eigenen Höflichkeit abhalten lassen. »It's not rude to intrude (Es ist nicht unhöflich, sich aufzudrängen)«, lautet der Rat.[16]

Das erinnert an den alten Spruch: »Es gibt kein schlechtes Wetter, nur falsche Kleidung.« Angewandt auf die Jobsuche wird daraus: »Es gibt keine schlechten ökonomischen Zeiten, nur schlechte Jobsucher.«

Die Stellensuchenden, mit denen Sharone sprach, schienen die Ideen der Selbsthilfe und individuellen Verantwortung völlig verinnerlicht zu haben. Anfänglich gaben ihnen diese Ideen ein zeitweiliges Gefühl der Autonomie und Handlungsfähigkeit, sogar der Begeisterung. Aber später wurden diese Gefühle abgelöst von Niedergeschlagenheit und Selbstverachtung. Bei einigen trat das nach sechs Wochen ein, bei anderen nach drei Monaten. Was sie allerdings alle miteinander gemein hatten, war, dass sie zu keinem Zeitpunkt »sich der ideologischen Behauptung widersetzen, dass das Finden eines Jobs innerhalb ihrer Kontrolle liegt.«[17] Tatsächlich erwähnten sie nie den Arbeitsmarkt und die Tatsache, dass es dort nur wenige Stellen gab. Stattdessen verinnerlichten sie ihre Niederlage und schrieben sich die Verantwortung zu, was natürlich zu starkem Selbsthass führte. Ein Mitglied der Gruppe drückte es so aus: »Am härtesten ist das Gefühl, dass irgendetwas mit mir nicht stimmt, weil ich keine Arbeit finde.« Oder ein anderer: »Ich fühle mich wie ein Loser.«[18]

Gilt der Arbeitslose nun als professioneller Arbeiter (an sich selbst), so wird umgekehrt ein zunehmend größerer Anteil der Arbeitenden als zukünftige Arbeitslose betrachtet. Dies ist die dunkle Seite des neuen Geistes des Kapitalismus. Es ist allgemein bekannt, dass die Arbeitsbeziehungen in den letzten drei Jahrzehnten flexibler geworden sind, hauptsächlich aufgrund von Globalisierung, Deregulierung und wirtschaftlicher Liberalisierung. Die relativ stabile Standardbeschäftigung, die mit dem fordistischen Zeitalter assoziiert wird, bei der die Beschäftigten darauf setzen konnten, ihr ganzes Arbeitsleben bei demselben Arbeitgeber zu verbringen, ist inzwischen eine ferne Erinnerung. Die Generation, die Ende der 1960er Jahre erwachsen wurde, empfand das als eine Erleichterung. Sichere Beschäftigung war gleichbedeutend geworden mit traditionsgebundenen Institutionen, und diese Institutionen waren weithin verachtet, weil viele glaubten, sie unterdrückten, ja erstickten »die Seele«. Für diese Generation war die Vorstellung, ihr ganzes Leben am selben Ort zu arbeiten, unerträglich. Mit dem allmählichen Verschwinden dieser lebensregulierenden Vermittlungen entstand eine neue Realität, eine, in der das Individuum als Herr seiner selbst konstruiert wurde. Dazu schreibt Andrew Ross in seinem Buch *Nice Work If You Can Get It*: »Als Gegenleistung dafür, dass sie die Langeweile fester Beschäftigung in einer großen hierarchischen Organisation aufgeben, sind die vermeintlich Freien berauscht von dem Kick, sich selbst zu beweisen, indem sie herausfinden, ob sie das Zeug dazu haben, sich im Haifischbecken der Selbstbeschäftigung durchzusetzen.«[19] Was die Befreiung von diesen Institutionen an neu gewonnener Freiheit bietet, wird in Bezug auf Sicherheit wieder weggenommen. So wird es schwierig, nach vorn zu schauen, zu planen und von einer Zukunft zu träumen. Das Leben ist aufgespalten in kleine Einheiten mit einem Zeitstrahl, der ständig schrumpft. Ohne die Möglichkeit, in der Zeit zurückzugehen, finden sich diese Leute in einem Spiel wieder, wo der Traum zu gewinnen ersetzt ist durch die Hoffnung zu überleben. Es geht darum, es in die nächste Runde zu schaffen, wenn es wieder an der Zeit ist, die Würfel zu werfen und zu hoffen, dass das Glück einem zuteil wird. Noch mal Andrew Ross: »Wenn sie erst einmal in diesem Spiel sind, blühen einige der Spieler auf, aber die meisten leben in einem Limbus der Unsicherheit, jonglieren ihre Optionen, schmeicheln ihren Kontakten, managen ihre übermäßig belastete Zeit und entwickeln Überwältigungsstrategien des Umgangs mit der Unsicherheit, dass sie nie wissen, woher ihr nächstes Projekt oder Einkommen herkommt.«[20]

Was hier neu ist, ist nicht die Unsicherheit als solche. Menschen sind immer schon an den Rand gedrängt, in eine unsichere Lage geworfen worden, wo sie nicht wissen, ob sie durch ihre Arbeit genug Geld verdienen können. Neu ist, dass diese Unsicherheit verbunden wird mit einem Ethos der Selbstverwirklichung, Selbstentwicklung, des Selbstwachstums und der Selbsthilfe. Als ein »freier« Mensch ist man gezwungen, sich selbst sichtbar zu machen, sich auszudrücken und interessierten Arbeitgebern aufzufallen. Wie mittellos man auch sein mag, man muss sich als ein möglicher Gewinner präsentieren, als jemand, der positiv und zukunftsorientiert ist.

Es ist schwer, eine positive und energiegeladene Fassade zu konstruieren, wenn die tatsächliche Erfahrung eher einer Depression ähnelt. Um solche Hindernisse zu überwinden, werden die Stellensuchenden aufgefordert, eine überzeugende Show zu bieten. So sollten die Jobsucher, die Ofer Sharone begleitete, einen dreißig Sekunden langen Werbespot über sich machen und sich sogar vorstellen, sie müssten ihren eigenen persönlichen Spot Bill Gates vorführen, während sie mit ihm in einem Fahrstuhl in den zwanzigsten Stock fahren.

Der Zwang, sich in Szene setzen zu müssen, findet sich auch in Ivor Southwoods Insiderbericht zur Arbeitslosigkeit. Unter der unablässigen Flut der E-Mails von verschiedenen Arbeitsagenturen erhielt er eine mit der Betreffzeile: »Großbritannien hat viele Talente. Was ist dein Talent, Ivor?«[21] Der herablassende Ton (der zu verstehen gibt, dass der Empfänger nicht wirklich irgendwelche bemerkenswerte Talente hat) ist unverkennbar. Aber da ist noch etwas in jener Kopfzeile, das Aufmerksamkeit verdient: Die Stellensuche wird zur Talentshow.

»Die traditionelle Art und Weise, sich um einen Job zu bewerben, scheint am Ende zu sein«, schreibt Lucy Tobin im *Guardian.*[22] »Die neue Methode, jemanden einzustellen«, fährt sie fort, »heißt, so zu denken wie Simon Cowell [der englische Dieter Bohlen] oder es wie [der Multimillionär und TV-Moderator] Lord Sugar zu machen: ein Jobinterview in eine Reihe von Aufgaben im Stil des Reality-TV zu verwandeln, Gedichte, Songs, Präsentationen oder Videos zu verlangen und dann den ›Sieger‹ vom Publikum wählen zu lassen.« Der Trend geht dahin, dass Stellensuchende ihren Bewerbungen etwas Besonderes und Unerwartetes hinzufügen sollen, so wie es der im Artikel beschriebene junge Mann tat, der eine PowerPoint-Präsentation so choreographiert hatte, dass die Bilder erschienen, sobald er seine Hand bewegte.

Personalabteilungen von Unternehmen scheinen diese Botschaft beherzigt zu haben. Im September 2011 veranstaltete ein Luxushotel in Schweden ein groß angelegtes Bewerbungsgespräch für Reinigungskräfte – 1800 junge Leute erschienen. Viele von ihnen wohnten weit entfernt von dem Veranstaltungsort und waren mit Bussen dorthin transportiert worden. Während sie in der Schlange warteten, wurden sie von einem Fernsehteam interviewt. Auf der Bühne hatten die Bewerber zwei Minuten, die Jury zu beeindrucken.[23] Genauso ging man vor, als Kellner und Tellerwäscher für den Stockholmer Freizeitpark Gröna Lund eingestellt wurden. Hier wurden die Interviewten »Künstler« genannt. Vor ihrem Auftritt mussten sie »hinter der Bühne« (dem Umkleideraum der Mitarbeiter) warten, und um das Gelände betreten zu dürfen, brauchten sie einen »Backstagepass«.

Flankiert werden diese Showbusiness-Techniken von dem weitgefassten Begriff des Talents. Viele Management-Gurus bieten Führungskräften Rat an beim »Kampf um Talente«. Beim Talentmanagement geht es vor allem darum, Spitzenleister einzustellen, sie unverhältnismäßig zu belohnen und rasch in höhere Positionen zu bringen. Dies ist inzwischen eine relativ anerkannte Managementdoktrin. Der Grund, warum sie ihre Popularität über die Jahre behalten hat und nun selbstverständlich zum Personalmanagement gehört, liegt nicht darin, dass sie besonders gut funktioniert. Tatsächlich führt sie oft dazu, dass Leute mit nicht ausreichender Erfahrung große Verantwortung übernehmen, mit der sie nicht umgehen können. Talentmanagement ist beliebt, weil es dabei hilft, weit überhöhte Gehälter zu legitimieren und zu normalisieren. »Diese ›Talent-Mentalität‹ ist die neue Orthodoxie des amerikanischen Managements«, schrieb Malcolm Gladwell schon vor mehr als zehn Jahren. »Sie ist die intellektuelle Rechtfertigung dafür, warum eine so hohe Prämie auf Abschlüsse von erstklassigen Wirtschaftshochschulen gelegt wird und warum die Gesamtvergütungen für obere Führungskräfte so üppig geworden sind.«[24] Dieser Denkrichtung zufolge ist es vollkommen akzeptabel, dass einige Leute übermäßig belohnt werden, während andere mit leeren Händen zurückbleiben. Dies ist natürlich auch das verlockende Prinzip der Talentshows. Ab und an erscheint jemand auf der Bühne, jemand, der in sich ein verborgenes Talent gefunden hat, ein Talent, das neue Möglichkeiten, neue Abenteuer und eine andere Lebensweise eröffnet.

Dass sich diese Mentalität von Unternehmen in andere Sphären des Arbeitslebens ausbreitet, ist bedrückend. Offensichtlich kann und soll nicht jeder ein außergewöhnliches »Talent« sein. So viel Wert auf Talent zu legen, bedeutet auch, die »untalentierte« Mehrheit daran zu erinnern, dass sie wertlos ist. Außerdem scheint der Staat dabei ein bereitwilliger Teilnehmer zu sein. Die Busse, die gemietet worden waren, um die »aufstrebenden Künstler« zu der Anhörung zu fahren – zu der, die einen Job in dem Luxushotel anbot – wurden vom Staat bezahlt. Das Ganze wurde gemeinsam mit dem »Arbetsförmedlingen« organisiert, der schwedischen Entsprechung der britischen Jobcenter.

Solche Shows erinnern uns daran, dass technische Fähigkeiten nicht genug sind (in manchen Fällen können wichtige Erfahrungen und gute Qualifikationen sogar ein Nachteil sein). Was wirklich verlangt wird, das ist ein besonderes Selbst, eines, das sich als positiv, gesund und voller Energie darstellt. Wenn wir uns an andere um Unterstützung und Rat wenden – und wir wissen ja, dass eine ganze Armee von Life-Coaches, Arbeitsberatern und Experten für persönliches Branding parat steht, die uns bereitwillig helfen –, empfangen wir die gleiche Botschaft: dass wir Verantwortung für uns selbst übernehmen müssen. Wir sollen unser Talent aufspüren, hegen und präsentieren auf eine Weise, die andere anziehend finden. Wie wir nun sehen werden, unternehmen immer mehr Menschen dafür große Anstrengungen.

Erkenne dich selbst, beherrsche dich und verbessere dich

Im Jahr 2009 wurde Chris Dancy entlassen. Die Aussichten, eine neue Arbeit zu finden, waren düster. »Ich dachte nicht, dass ich noch eine Chance hatte, irgendwo beschäftigt zu werden«, sagte er in einem Interview mit *Wired Magazine*.[25] Aber Dancy war entschlossen, zu tun, was er konnte, um »sich für die Zukunft neu zu erfinden«. Seine Strategie bestand darin, auf eine langjährige Leidenschaft von ihm zu bauen. »Ich mochte es schon immer gern, mich zu messen«, erklärte er. Während seiner Jugendjahre maß er seine Größe, in seinen zwanziger Jahren »verfolgte« er »gewissenhaft« seine Finanzen, und danach erschien der Übergang zur aufkommenden Kultur des Selftrackings nur natürlich. Für ihn gibt es keinen Moment im Leben, der nicht gemessen werden sollte.

Wenn etwas gemessen werden *kann*, dann *soll* es auch gemessen werden. Clancy drückt es so aus: »Wenn man etwas messen kann, wird es irgendjemand tun, und derjenige solltest du sein.« Und in der Tat gibt es viele Dinge, die nun in Daten verwandelt werden können, die wir (oder andere) zu analysieren haben. Für Dancy ist das Lebensmotto einfach: Je mehr man herausfindet, desto besser. Er ist mit mindestens drei Sensoren verbunden. »Manchmal sind es bis zu fünf. Sie messen seinen Puls, seinen REM Schlaf, seine Hauttemperatur und mehr. Er hat auch Sensoren überall in seinem Haus. Einer ist sogar in seinem Badezimmer, so dass er nach Korrelationen zwischen seinen Toilettengewohnheiten und seinen Schlafrhythmen suchen kann.«[26] Dies ist das geprüfte Leben, zu dem der Mann / die Frau von heute verurteilt ist. Es ist nicht die Art philosophischer Prüfung, die Sokrates in Platons *Apologie* beschrieb und durch die man dem Leben auf eine ehrliche Art und Weise gegenübertreten konnte. Dem Selbst-Tracker geht es bei der Prüfung nicht um die Konfrontation mit existenziellen Fragen oder um die Akzeptanz der Beschränkungen des menschlichen Lebens. Er will sich vielmehr den Bedingungen des Marktes besser anpassen. Als solches kann das geprüfte Leben, woran uns Vonnegut erinnert, auch ein Reinfall sein.

Dancy ist nicht mehr arbeitslos. Es sei seine Online-Präsenz gewesen, erklärte er, die ihm geholfen habe, einen neuen Job zu finden. Er hat nicht vor, seine Übungen in Selbst-Tracking zu beenden. Sie haben ihn vermittelbar gemacht, aber ihm auch dabei geholfen, konkurrenzfähig zu bleiben. Heutzutage hat es nicht nur einen persönlichen Nutzen, dass Dancy diese extreme Form der Selbstprüfung betreibt. Die gleiche Methode wendet er auch auf seine Arbeit an, wo er alles, was er in seinem Arbeitsleben tut, aufnimmt und speichert. Mit anderen Worten, er ist nun produktiver sowohl als Individuum als auch als Angestellter; für ihn allerdings spielt dieser Unterschied keine Rolle mehr.

Sein Leben aufzeichnen und präsentieren, so wie Dancy es macht, ist nun übliche Praxis unter den Mitgliedern der rasch wachsenden Quantified-Self-Bewegung. Mit dem Verlangen des Fitness-Junkies, seinen oder ihren Work-Out zu vervollkommnen, und mit der Hoffnung des Nerds, die Welt mit höherer Intelligenz zu transzendieren hat diese Bewegung Zahlen eine neue Bedeutung gegeben. Gary Wolf zufolge, einem der Gründer dieser Bewegung, verspricht Selbstquantifizierung »Selbsterkenntnis durch Zahlen«.[27] Das Ziel ist einfach, sich zu verbessern. Während die Idee der Verbesserung mehrdeutig bleibt, ist die Methode unkompliziert: noch die nebensächlichsten Aspekte des Lebens in kleinsten Einheiten festhalten. Und dies wird realisiert durch die neuen, relativ billigen »tragbaren Technologien« mit integrierten Sensoren, die die Daten von unserem Körper erfassen. Es begann mit dem Schrittzähler und Herzfrequenzmessgerät, gefolgt von entwickelteren Geräten, die Schlafrhythmen, Hautreaktionen, körperliche Bewegungen und Stimmungen sowie Daten aus der Umwelt wie etwa die Luftqualität aufzeichnen. Benutzer können die Daten auf ihre Computer und die einschlägigen Seiten in den sozialen Medien hochladen, wo sie analysiert und geprüft werden. Sie können nach Kovariationen in ihrer Herzfrequenz und ihrem Schlaf suchen, die Wirkung, die bestimmte Lebensmittel auf ihre Verfassung haben, verfolgen und herausfinden, welche Orte ihr Gehirn mehr aktivieren. Der letzte Schritt ist, ihre persönlichen Daten mit anderen Selbstquantifizierern zu vergleichen und gemeinsame Muster zu identifizieren. Bei sogenannten »Show-and-Tells« präsentieren Self-Tracker neue Formen von Selbstbeobachtung, die sie erfunden haben. Nebenbei erfährt das Publikum Einzelheiten wie etwa, wann der Präsentator isst, schläft, trainiert und defäkiert.

In einer Reportage im *Economist* lernen wir einen Investmentbanker kennen, der die Technologie gebrauchte, um Schlafmangel zu überwinden, so dass er »entspannter, schlauer und mehr im Trend«[28] sein konnte. Ein anderer Selbstqualifizierer überwachte nicht nur sich selbst, sondern hatte die Technik auf seine ganze Familie ausgedehnt und zeichnete unter anderem den Menstruationszyklus seiner Frau auf.[29] Eine weitere Enthusiastin hatte eine App entwickelt, die ständig ihre Stimmung abfragte. Sie fand heraus, dass die Törtchen, die sie auf dem Weg zur Arbeit aß, sie später am Tag in eine schlechte Stimmung versetzten.

Wie sollen wir diesen zwanghaften Drang, sich selbst zu digitalisieren, erklären? Es geht nicht einfach darum, schlechte Gewohnheiten wie etwa übermäßigen Alkoholkonsum oder den Mangel an Bewegung loszuwerden. Für viele Selbstvermesser geht das Vorhaben viel weiter. Sie benutzen Daten, um fast jeden Aspekt ihres Lebens, sei es persönlich oder beruflich, zu strukturieren und so produktiver zu werden. Es geht nicht so sehr darum, verschiedene Mängel zu ändern, als vielmehr darum, das ganze Selbst zu rekonfigurieren, es in einen rationalisierten Betrieb umzuformen.

Ein Unternehmer, der von der *Financial Times* interviewt wurde, beschrieb seine Lebensvermessung als vergleichbar mit der »Leitung eines Startups« und sagte: »Ich schaue immer auf die Zahlen, verfolge immer, wie das Geschäft läuft … das sind die versteckten Informationen, die man nur durch die Analyse verschiedener Datenpunkte bekommt. Also begann ich damit bei mir selbst.«[30]

Sich selbst zu beobachten, als wäre man ein Geschäft, passt perfekt in das Leben dessen, den Philip Mirowski »den idealen neoliberalen Akteur«[31] genannt hat. Diese Person weiß wahrscheinlich nicht, dass sie neoliberal ist, denn für sie ist Politik weniger interessant als die Arbeit an ihrem Körper und die Verbesserung ihres Selbst. Sie ist eine selbsternannte Pragmatikerin, die die unerbittlichen Verhältnisse unserer Zeit, in der das Ich geprüft, verbessert und ausgestellt werden muss, verstanden hat. Sie hat »erkannt, dass sie nicht nur eine Beschäftigte oder Studentin ist, sondern gleichzeitig auch ein Produkt, das sich verkaufen muss, ein Aushängeschild, eine Managerin ihres Lebenslaufs, eine Biographin ihrer Entscheidungen und eine Unternehmerin ihrer Möglichkeiten.«[32] Für den neoliberalen Akteur ist der Körper nicht mehr etwas Persönliches. Er ist nicht einmal politisch. Stattdessen ist er ein Unternehmen, das sorgfältige Beobachtung und Optimierung benötigt, um einen höchstmöglichen Ertrag zu erzielen.

Viele Mitglieder der »Lifelogging«-Bewegung haben sich diese Botschaft zu Herzen genommen. Der »Bio-Hacker« David Asprey behauptet, dass die Vermessung des eigenen Lebens eine längere Lebenszeit ermöglicht und den IQ verbessert und einem so einen Vorteil im Konkurrenzkampf verschafft.[33] Ähnlich argumentiert Tim Ferriss, Autor des Bestsellers *Die 4-Stunden-Woche*. In dem Nachfolgebuch, *Der 4-Stunden-Körper*, bietet er eine Reihe von »life hacking«-Techniken, die gesteigerte mentale Klarheit und körperliche Fitness versprechen. Der erfolgreiche »Lebenshacker«, beteuert er, wird in der Lage sein, mit nur zwei Stunden Schlaf zu funktionieren und kann Techniken entwickeln, um einen Orgasmus bis zu fünfzehn Minuten durchzuhalten.[34]

Während die Versprechungen des Lifeloggings variieren, bleibt die zugrundeliegende Botschaft weitgehend intakt: Sorgfältige Beobachtung des Körpers wird zu erhöhter Leistung führen. Es ist eine Methode, sich produktiver zu machen.

Unbeantwortet bleibt hier die Frage, was wir tun sollen, wenn wir produktiver geworden sind. Wie sollen wir die Zeit nutzen, die uns dann zur Verfügung steht? Die Antwort, so scheint es, besteht darin, neue Wege zu finden, um noch produktiver zu werden. Das Paradox, schreibt Steven Poole in *The New Statesman*, »ist, dass es keine große Mühe bereitet, seine Zeit mit Recherchen zu verbringen, wie man den perfekten Satz an Produktivitätshilfsmitteln und Strategien erwirbt, ohne tatsächlich je dazu zu kommen, etwas zu tun.« Poole fährt fort: »Der obsessive Traum von Produktivität verkehrt sich in die absolut effektive Abwehr seiner Verwirklichung.«[35] Und all die Zeit, die man spart, »wird sich sicher summieren, und man hat die Freiheit, noch mehr Produktivitätstipps zu suchen und zu sammeln, bis man ein rein theoretischer Meister darin ist, auf die vorstellbar wirksamste Weise nichts von Wert zu tun.«[36] Oder wie Evgeny Morozov in seiner scharfen Kritik der Quantified-Self-Bewegung schreibt: »Durchschnittliche Zeitersparnis bei der Suche nach den Autoschlüsseln dank Life-Logging: fünf Minuten. Durchschnittlicher Zeitverlust durch die Tyrannei überflüssiger Nettigkeiten infolge von Life-Logging: ein Menschenleben.«[37]

Während manche Life-Logging für ein durchgeknalltes Hobby halten mögen, nehmen andere es ernster. Der Hedge Fonds GLG Partner zum Beispiel hat kürzlich eine Software eingeführt, die Lebensweisefaktoren wie Schlaf und Essen verfolgt und diese mit der Leistung einer Gruppe von Wertpapierhändlern in Beziehung setzt. Wenn durch diese Analyse irgendwelche Probleme aufgespürt werden, wird den Händlern Coaching angeboten, um ihre alltägliche Routine zu ändern. Der Manager, der diese Lifelogging-Techniken initiierte, sah nichts Merkwürdiges darin. Er konstatierte: »Sportler und Sportlerinnen benutzen diese Techniken seit Jahren, die ihnen einen Konkurrenzvorteil geben, und es ist sinnvoll, das auch in Büros zu tun.«[38]

Nicht nur die Finanzindustrie findet diese Technologien nützlich. Die Praxis des Aufzeichnens und Beeinflussens der Körpergewohnheiten der Mitarbeiter weitet sich nun auch auf andere Berufe aus. Die Chicago Teachers Union akzeptierte, wenn auch widerwillig, einen Vertrag, der von ihren Mitgliedern verlangte, an dem Chicago Lives Healthy-Programm teilzunehmen. Als Teil dieses Wellness-Programms mussten Lehrer biometrische Informationen mitteilen (wie etwa Cholesterinwerte, Blutdruck, Gewicht und Body-Mass-Index), einen Fragebogen zur Beurteilung ihres Wohlbefindens ausfüllen (mit Fragen zu Glück, Stress und anderen Themen), Informationen auf Websites posten und sich mindestens fünfzehn Minuten im Monat an wellnessbezogenen Aktivitäten beteiligen. Wer zusätzliche Unterstützung benötigte, dem wurde Wellness-Coaching angeboten. Nichtteilnahme war nur eine Option für diejenigen, die bereit waren, 600 Dollar Strafe zu bezahlen.

Mit dem Auftauchen neuer Geräte bekommen Arbeitgeber eine beispiellose Möglichkeit, ihre Beschäftigten zu kontrollieren. Nun können sie viel mehr überwachen als die arbeitsbezogene Leistung und etwas so Wesentliches wie die Indikatoren des »Wohlbefindens« eines Beschäftigten verfolgen und analysieren. Dies macht das gesamte Leben eines Mitarbeiters der Beobachtung, Beurteilung und Manipulation zugänglich. Der Weg jenseits der Messungen traditioneller Leistungen – wie etwa die Produktionsleistung oder die am Arbeitsplatz verbrachten Stunden – führt zu einer schleichenden Veränderung der Kontrolle. Nun sind selbst die intimsten Aktivitäten dem Unternehmensblick sichtbar, einschließlich dessen, was wir essen, wie lange wir schlafen, wieviel wir trinken und so weiter.

Dies scheint eine neo-orwellianische Phase völliger Kontrolle einzuleiten, die Gilles Deleuze bereits 1990 in seinem »Postskriptum über die Kontrollgesellschaft«[39] anschaulich beschrieb. In diesem kurzen Text argumentiert Deleuze, dass der Ort der Kontrolle nicht mehr eine disziplinierende Institution ist, in die wir eintreten und die wir irgendwann wieder verlassen. Schulen oder Gefängnisse mögen für die dort Eingeschlossenen eine schreckliche Erfahrung gewesen sein, aber zumindest gab es dort klare Grenzen und ein erkennbares Außen. In einer Kontrollgesellschaft, so Deleuze, lösen sich diese Grenzen auf. Menschen werden Gefangene in ihren Wohnplätzen, Schulen dehnen ihre Reichweite überallhin aus, und natürlich lauert der Arbeitsplatz in unserer Tasche (mittels eines ständig summenden Smartphones). Kontrolle wird gasförmig, umhüllt und durchdringt jede Pore des Lebens. Diese Art der Kontrolle ist verführerisch und heimtückisch zugleich.

Für viele Begeisterte ist Lifelogging keine Zumutung. Vielmehr entspricht es ihrem Verlangen nach persönlicher Befreiung. »Als ein Selbstquantifizierer«, schreibt der überzeugte Anhänger Mark Moschel, »sehe ich die Möglichkeit, meine Gesundheit zu kontrollieren und mein Verhalten zu ändern, um die Länge und Qualität meines Lebens zu optimieren.«[40] Aussagen wie diese mögen bizarr selbstbesessen erscheinen, besonders wenn man das *Ich* und das *Mein* betont. Aber man sollte auch die anderen Worte beachten, die hier verwendet werden: kontrollieren, ändern und optimieren. Wenn wir diese Worte hervorheben, begegnen wir einer vertrauten Sprache, eine, die an Frederick Winslow Taylors Wissenschaftliche Betriebsführung erinnert. Der Autor Nikil Saval weist darauf hin, dass der Aufstieg von Selbstquantifizierung und Lifehacking »Taylors Traum von purer Effizienz«[41] wiederbelebt hat. Diesmal jedoch ist die Stoppuhr nicht auf den Fabrikraum beschränkt, sondern tickt unaufhörlich in jedem Moment unseres Lebens, selbst während unseres Schlafs. Wenn wir »befreit sind von Drohungen oder Zwang«, fährt Saval fort, »managen wir uns selbst wissenschaftlich.«

Saval gibt zu bedenken, dass wir das Verhalten des

Selbstquantifizierers nicht leichtfertig als einen Ausdruck von Narzissmus abtun sollten. Es könnte genau umgekehrt sein: dass sie ihr persönliches Projekt aufgegeben und bereitwillig ihre Körper der höheren Sache der Produktivität ausgeliefert haben. Das scheint bei Chris Dancy der Fall gewesen zu sein, der in einem relativ fortgeschrittenen Alter sich der Vermessung des Selbst zuwandte, um sich verwendungsfähiger auf dem Arbeitsmarkt zu machen. Gewiss, es gefiel ihm, sich zu messen. Aber er tat es auch aus Notwendigkeit. Nun macht er, was jeder in naher Zukunft tun muss: »Dancy glaubt nicht, dass jedes Tracking notwendigerweise positiv ist, aber er ist fatalistisch angesichts der Zukunft. Selbst wenn sich Arbeitnehmer gegen die orwellianische Überwachung durch Arbeitgeber widersetzen oder auch Unternehmen diese Maßnahmen für kontraproduktiv halten, werden einzelne Beschäftigte vermutlich das Selftracking benutzen, um einen Konkurrenzvorteil zu erlangen.«[42]

Lifehacking ist nicht nur die fatalistische Erkenntnis, dass wir Produkte sind, die sich auf dem Markt verkaufen müssen. Die implizite Botschaft ist viel schlimmer: Wir sind Produkte, die, wenn sie sich nicht ständig verbessern, schnell überflüssig werden. Neoliberale Akteure mögen entpolitisiert sein, aber nicht weil sie in narzisstischen Träumen von zukünftigem Ansehen und Erfolg gefangen sind. Vielmehr entkommen sie nicht der brutalen Erkenntnis, dass Selbstmanagement der einzig verfügbare Weg ist. Diesen Punkt betont auch Jonathan Crary in seinem Buch *24/7*: »In Wirklichkeit unterliegt unsere zwanghafte Selbstorganisation einer aufgezwungenen und unentrinnbaren Gleichförmigkeit. Die Illusion von Wahlfreiheit und Autonomie gehört zu den Fundamenten dieses globalen Systems der Selbstregulation.«[43]

Game Over

Das vielleicht bemerkenswerteste Kennzeichen des neoliberalen Akteurs ist seine oder ihre Fähigkeit, Selbstverwirklichung mit Konformität zu vereinbaren. Für den Selbstquantifizierer geht es bei der sorgfältigen Sammlung seiner Daten nicht nur um persönliche Befriedigung, sondern auch um die Steigerung der eigenen Produktivität und Konkurrenzfähigkeit. Um einen Vorteil zu erzielen, hat man sich an die vorherrschenden Regeln anzupassen und mitzuspielen.

Das Spiel spielen ist keine Metapher mehr. Spiele sind inzwischen ein sichtbarer Bestandteil des Alltagslebens; selbst Männer mittleren Alters spielen Videospiele in der U-Bahn. Aber es gibt nun auch ein wachsendes Genre an Spielen, wo es nicht so sehr darum geht, Spaß zu haben oder vorübergehend in eine Fantasiewelt abzudriften. Diese Spiele sind dafür entworfen, Menschen, seien es Arbeiter, Eltern, Fitnessstudiobesucher oder Liebhaber, kompetenter und produktiver zu machen. Diese Spiele zielen nicht darauf ab, den Spielern eine Auszeit oder eine Flucht aus der Realität zu ermöglichen. Vielmehr sollen sie Menschen dabei helfen, sich an die harsche Realität des Lebens und ihren überwältigenden Erwartungen (ein perfekter Körper, ein sauberes und ordentliches Zuhause oder die Erhöhung der täglichen Lächelrate) anzupassen. Versuche, das persönliche Verhalten zu verbessern, werden oft als langweilig, anstrengend und sogar disziplinierend angesehen. Bei Spielen ist das nicht mehr der Fall. Wie bei Mary Poppins machen sie langweilige Tätigkeiten zu einem Spaß. »Wenn ein Löffelchen voll Zucker bittere Medizin versüßt, rutscht sie gleich noch mal so gut«, singt sie, während sie fröhlich herumtanzt und mit Hilfe magischer Gedankenkraft aufräumt (sie lässt Kleider durch die Luft fliegen, die sanft im Schrank landen). Der Trick funktioniert, und die staunenden Kinder räumen sogleich ihr Zimmer auf. Das ist die Idee der Gamifizierung: die Logik des Spiels auf Situationen in der wirklichen Welt anzuwenden und langweiliges Zeug mit Spaß zu erledigen.

Aber was genau ist die Logik dieser Spiele? Abgesehen von einer unterhaltsamen Verpackung basieren sie auf der gleichen Sache, die Kinder sich wünschen; die gleiche Sache, die sie von ihren Eltern bekommen, wenn sie etwas Gutes getan haben; in der Tat das, was sie vom Zahnarzt bekommen, wenn sie in der Praxis gehorsam ihren Mund offen gelassen haben: Belohnungen! Spiele führen Belohnungen ein – Abzeichen, Aufkleber, Punkte oder sogar Geld –, die dann als Anreize benutzt werden, nicht nur um weiterzuspielen, sondern um einen mehr und besser spielen zu lassen, so dass man es auf das nächste Level schaffen will.

Gamifikation erfreut sich auch großer Beliebtheit bei Unternehmen, die engere Bindungen zu ihren Kunden entwickeln wollen. Starbucks zum Beispiel hat eine App entworfen, die Kunden mit Buttons und kostlosen Getränken belohnt, wenn sie virtuell in einen ihrer Coffee Shops einchecken. Google News belohnte seine eifrigeren Leser mit Abzeichen. Google erklärte, das Lesen von Nachrichten zu einem Spiel zu machen, sorge für mehr Spaß und motiviere Leute, mehr zu lesen.

Eine ähnliche Logik wird auf Alltagsprobleme angewandt wie etwa die Bewältigung persönlicher Beziehungen. Mit Hilfe der App Kahnoodle kann man seine Ehe in ein Spiel verwandeln. Ein Benutzer erklärt, wie es funktioniert: »Wenn du kleine Dinge für deinen Partner tust…, bekommst du Signale, dass dein Liebestank voll ist. Und wenn nicht, wird dir signalisiert, dass dein Liebestank fast leer ist.«[44] Ein voller Liebestank kann dann dafür benutzt werde, sich Belohnungen zu wünschen wie etwa eine wohlige Massage oder bizarren Sex. Offensichtlich hoffen die User, indem sie sorgfältig ihren Liebestank beobachten und Belohnungen erhalten, dass sie ihre Beziehungen verbessern können.

Wenn man es will, ist es nun möglich, sein ganzes Leben zu gamifizieren. Mit Hilfe einer App namens »Epic Win« kann man »sein Leben auf ein höheres Niveau bringen.« Diese Applikation verwandelt die persönliche Aufgabenliste in ein Spiel. Man kreiert einen »Avatar«, der sich dann an die Arbeit macht und elementare Alltagsaufgaben erledigt wie die Wäsche waschen oder E-Mails beantworten. Wenn diese beendet sind, bekommt der Avatar Belohnungen, die wiederum verwendet werden können, um »einen höheren Level zu erreichen« und »gewaltige Beute« (wie etwa neue Ausrüstung für den Avatar) zu bekommen. Wenn man diese App benutzt, »werden Sie ein sauberes Zuhause und einen gut organisierten Arbeitstag haben oder auch sonst erfolgreich sein, ganz gleich welches Lebensziel Sie zu erreichen wünschen«, erzählte der Entwickler dem *Guardian*.[45]

So also wird die Gamifikation gerechtfertigt: Sie verwendet die Psychologie der Belohnung, um ein wünschenswertes Ergebnis zu produzieren. Was soll man dagegen haben, dass Menschen ihre Beziehungen verbessern oder mehr Nachrichten lesen wollen? Würde dies nicht Bürger glücklicher, aufgeklärter und besser ausgerüstet sein lassen, um in der Welt zurechtzukommen? Und angewandt auf das Abnehmen: Wem ginge es nicht besser, würde er ein paar Pfund verlieren, besonders wenn es leicht und schmerzfrei mittels angemessener Belohnungen zu erreichen wäre?

Mit Hilfe von Belohnungen das Verhalten der Menschen zu formen, war die Kernidee der Verhaltenspsychologie B. F. Skinners. Mit Tieren in kontrollierten Situationen experimentierend, fand Skinner heraus, dass Organismen auf Belohnungen reagieren und dass sich Verhaltensweisen, die ständig belohnt werden, im Laufe der Zeit verstärken. Diese Ideen sind weithin kritisiert worden. In akademischen Kreisen war es Noam Chomsky, der Skinner in einer Reihe von Publikationen heftig angriff und argumentierte, dass seine Vorstellung vom menschlichen Geist als einer unbeschriebenen Tafel »völlig absurd, auf nichts gegründet«[46] sei. Jenseits der akademischen Welt fand der Behaviorismus seine vernichtendste Kritik in Stanley Kubricks Film von 1971, *A Clockwork Orange*, nach dem Roman von Anthony Burgess.

Es mag überraschen, dass Skinners Werk ein so erfolgreiches Comeback gemacht hat, besonders in einem Zeitalter der individuellen Wahl und der Selbstverwirklichung. Nichts sollte für die Frau / den Mann von heute anstößiger sein als sich autoritären Befehlen zu unterwerfen. Und doch beruht die Skinnersche Idee der Verhaltensmodifikation auf der Annahme, dass die menschliche Willenskraft sehr begrenzt ist. In einem Interview mit der Zeitschrift *The Atlantic* über Gewichtsverlustprogramme sagte der Verhaltenswissenschaftler Jean Harvey-Berino: »Willensstärke funktioniert da nicht. Was wirklich geht, das verlässt sich auf Skinners Erkenntnisse – das Verhalten über einen Zeitraum formen, indem man Feedback gibt und ein Umfeld bildet, wo Menschen nicht dazu animiert werden, die falschen Lebensmittel zu essen.«[47]

Erneut begegnen wir hier der paradoxen Beziehung zwischen Autorität und Konformität einerseits und individuellem Ausdruck und Selbstverwirklichung andererseits. Sich einer autoritären Macht unterwerfen, die einem nicht nur sagt, was man zu tun hat, sondern auch Belohnungen und Strafen verteilt, um das Verhalten effektiver zu formen, unterminiert offensichtlich die eigene Handlungsfähigkeit und Autonomie.

Aber die Sichtweise hat sich verändert. Da die Selbsttracker der Quantified-Self-Bewegung die Techniken übernommen haben, ist Skinners Behaviorismus wieder in Mode gekommen. Statt als ein Widerspruch zu den libertären Idealen der Lifelogger angesehen zu werden, gilt Skinners Theorie heute als eine Erweiterung, die es ihnen erlaubt, sich auf die Selbststeigerung zu konzentrieren. Aber diese Methoden haben ihre Erfinder und ersten Anwender längst hinter sich gelassen und sind nun weitgehend verfügbar für die Massen. Alle können Skinnersche Apps auf ihre Smartphones und Computer herunterladen.

Eine solche beliebte App ist »Lose It«. Nachdem der Benutzer sein Zielgewicht und eine Zeitlinie festgelegt hat, bekommt er ein graphisches Feedback, das ihm hilft, sein Verhalten zu modifizieren. Andere Apps gehen noch weiter und machen Gebrauch von Strafen. Ein Beispiel ist »GymPact«. Diese App, wie sie in einem Feuilletonartikel in *The Atlantic* beschrieben wird, »fordert User auf, sich mehrfach pro Woche zum Besuch eines Fitnessstudios zu verpflichten und damit einverstanden zu sein, mindestens 5 Dollar zu verlieren, wenn sie schwänzen. Die App bestätigt die Anwesenheit der User in ihren Fitnessstudios via GPS und belastet ihre Kreditkarten, wenn sie dort nicht wie geplant erscheinen. Das Unternehmen teilt die Ausfallgebühren unter denjenigen auf, die ihrer wöchentlichen Verpflichtung nachkommen – so wird man bestärkt, hinzugehen, und bestraft, wenn man es nicht tut.«[48]

Aber es gibt noch weitere, ausgefeiltere Programme, die über das Display eines Smartphones hinausgehen. Ein Beispiel ist »Retrofit‹, das sich auf Verhaltensänderungen spezialisiert. Dieses Programm wird in demselben *Atlantic*-Artikel beschrieben: »Retrofit-User verfolgen ihre Ess- und Übungsgewohnheiten online und haben wöchentlich Skype-Sitzungen mit einem registrierten Ernährungsberater, einem Psychologen und einem Motivationscoach … Nach Ablauf eines Jahres können die Klienten noch gelegentliche Konsultationen vereinbaren, und Retrofit überwacht weiterhin ihr Gewicht mittels einer

Funkwaage, so dass sich ein Coach einschalten kann, wenn die Zahlen zu steigen beginnen.«

Wenn es merkwürdig erscheint, dass sich Self-Tracker freiwillig diesem Neo-Autoritarismus unterwerfen, sogar Geld dafür bezahlen, dann bedenke man das noch paradoxere Verhältnis, das sie zu Daten und Informationen haben. Während sie unbekümmert Daten über ihre Körper und täglichen Gewohnheiten mitteilen, protestieren sie heftig gegen die Art und Weise, wie Regierungen Daten sammeln und speichern. Der frühere Angestellte der National Security Agency und Whistleblower Edward Snowdon, ein engagierter Libertärer, ist ein gefeierter Held bei den Web-Evangelisten, weil er enthüllte, in welchem Ausmaß die US-Regierung nicht nur potentielle Feinde ausspioniert, sondern auch ihre Verbündeten und Personen aus anderen Ländern. Getrieben von orwellianischer Angst sehen diese Internet-Benutzer die Regierung als eine monströse Institution, die ihre eigenen Bürger ausspioniert.

Die Angst bezieht sich ausschließlich auf paternalistische Regierungen und ihre Schwesterinstitutionen, die alle, fragt man die Libertären, dazu bestimmt sind, die Freiheit der Menschen einzuschränken. Dagegen wird kaum gesprochen über die Unternehmen, die seit längerem relativ ungestört riesige Datenmengen gesammelt haben. Was Unternehmen wie Google und Facebook so wertvoll macht, sind nicht die Dienste, die sie liefern, sondern die Daten, die sie besitzen und mit denen sie für Werbungstreibende potentielle Kunden anvisieren. Ein Unternehmen wie Acxiom zum Beispiel sammelt riesige Datenmengen und soll Informationen über Hunderte von Millionen Amerikanern haben. Die Verarbeitung dieser Daten ermöglicht es dem Unternehmen, Leute zu kennzeichnen gemäß einer Reihe vorgegebener Kategorien wie etwa »McMansions und Minivans« und »Erwachsene mit reichen Eltern«.[49] Berüchtigt ist die Geschichte von dem Teenagegirl, dem Gutscheine für Kindersitze und Windeln zugeschickt wurden. Der Vater des Mädchens beklagte sich bei der Firma und warf ihr vor, Teenagerschwangerschaften zu begünstigen. Als er später herausfand, dass seine Tochter tatsächlich schwanger war, entschuldigte er sich telefonisch. Sie hatte es niemandem erzählt, aber ihr Konsummuster hatte ihr Geheimnis enthüllt.

Was bedeutet es, seine persönlichen Daten an Unternehmen wegzugeben, und wie werden sie wohl diese Informationen in der Zukunft benutzen? In *Black Mirror*, einer britischen TV-Serie über dystopische Träume, finden wir eine verblüffende Antwort. Der junge und desillusionierte Bingham »Bing« Madsen wohnt in einem riesigen anonymen Komplex, den der Anthropologe Marc Augé einen »Nicht-Ort« nennen würde.[50] Sein winziges Zimmer, die futuristische Version einer Mönchszelle, enthält nur ein Bett, das vier LCD-Wände umschließen. Wie ein Fernseher, der nicht ausgeschaltet werden kann, leuchten diese Wände auf und zeigen persönlich zugeschnittene Werbung. Einer der am häufigsten erscheinenden Filme ist eine Softpornoshow mit dem Titel *Wraith Babes*. Diese Spots werden im ganzen Komplex gezeigt, wo immer Bildschirme sind, einschließlich der Kantine und der öffentlichen Toiletten. Als Bing zufällig in einer Toilette eine Frau trifft, die er attraktiv findet, unterbricht plötzlich eine *Wraith Babes*-Anzeige ihre Annäherung, wodurch Bings geheime Sehgewohnheiten enthüllt werden.

Dies ist eine Kontrollgesellschaft. Jeder Schritt und jede Alltagstätigkeit werden aufgezeichnet, was über die persönlichen Verdienstpunkte entscheidet, die stets am oberen Rand des Bildschirms sichtbar sind. Mit diesen Punkten bezahlt man die Lebensmittel aus Automaten, die Zahnpasta für die Zahnbürste, Filme, die man sich anschaut, und beliebte Spiele. Um Punkte zu bekommen, verbringen Bing und die anderen Bewohner des Komplexes in grauen Trainingsanzügen ihren Tag im Fitnessstudio. Von morgens bis abends fahren sie auf Trimmrädern, die die Elektrizität für die zahllosen LCD-Bildschirme um sie herum erzeugen. Während sie auf den Rädern Punkte sammeln, können sie wählen, ob sie sich Filme anschauen, Spiele spielen oder nur ihrem »Doppel«-Avatar dabei zusehen, wie er eine virtuelle Landstraße entlangfährt. (Dies erinnert unweigerlich an den Fahrrad-Schreibtisch, wo Menschen gleichzeitig arbeiten, trainieren und Energie produzieren.)

Was dieses Fernsehspiel erfasst, das ist die zirkuläre Existenz des Prekariats, das viele Stunden ohne Ziel und ohne soziale Aufstiegsmöglichkeit arbeitet. Die Punkte, die sie von einem ganzen Tag des Radfahrens gewinnen, reichen, um zurechtzukommen: um Lebensmittel zu kaufen und in ihren Zimmern etwas eskapistische Unterhaltung zu konsumieren. Dabei ist festzuhalten, dass sie noch nicht am schlimmsten dran sind. Die Dicken stehen niedriger im Rang und müssen in dem Wohnkomplex die Drecksarbeit machen, wobei sie ständig beschimpft werden. Für das Rad fahrende Prekariat ist das Leben eine ausgedehnte Erfahrung der Langweile, verschärft durch billige Unterhaltung. Der einzige Weg, sein Leben zu verändern und aus dem gefängnisähnlichen Komplex auszubrechen, besteht darin, einen Auftritt in *Hot Shots*, einer Spieleshow im *X-Factor*-Stil, zu ergattern. Dies ist allerdings nur eine Option für wenige, weil die Teilnahme 15 Millionen Punkte kostet, eine Summe, die anzuhäufen ein ganzes Leben dauern kann.

Man sollte an dieser Stelle daran erinnern, dass im realen Leben Praktika, die oft ein notwendiger Weg sind, um dem Prekariat zu entkommen, inzwischen auf Auktionen verkauft werden. Wie Andrew Ross beobachtet hat: »Ein Praktikum bei Versace erzielte bei einer Auktion 5000 Dollar, das Recht, zeitweilig bei der *Huffington Post* zu bloggen, ging für 13.000 Dollar weg, und jemand zahlte 42.000 Dollar für eine Arbeitswoche bei der *Vogue*.«[51]

Dies führt uns zurück zur Diskussion am Anfang dieses Kapitels. Als ein professioneller Jobsucher ist man in ein Spiel geworfen, nicht aus eigener Wahl, sondern aus Notwendigkeit. Es ist schwierig, herauszufinden, für wessen Vergnügen dieses Spiel erdacht ist. Sicher nicht für die Spieler, die in Dauerspannung gehalten werden, hin- und hergeworfen zwischen Hoffnung und Verzweiflung. »Jobsuchende dürfen nicht aufhören zu glauben, dass sie jedes Mal, wenn sie sich um einen Job bewerben, die reale Chance haben, zu ›gewinnen‹«, schreibt Ofer Sharone.[52] Dies gibt der Ideologie der Wahlmöglichkeit eine unerwartete Wendung. Bei der Arbeitssuche geht es um die richtige Wahl und persönliche Anstrengung: Wenn wir hart genug arbeiten, an unserem Lebenslauf als auch an unserer Einstellung, werden wir schließlich finden, wonach wir suchen. Aber das ist noch nicht die ganze Geschichte. Zusätzlich brauchen wir noch Glück.

Dieses paradoxe Verhältnis zwischen Zufall und Wahl bestimmt die Realität der neoliberalen Akteure. Um zu sehen, wie das in der Praxis funktioniert, muss man sich klarmachen, dass Unternehmen mittlerweile bei der Suche nach geeigneten Arbeitskräften Spiele benutzen. Das kleine Silicon Valley Startup Knack bietet eine Reihe app-gestützter Videospiele an, um das Einstellungsverfahren zu verbessern. Eines ist das Suchspiel Dungeon Scrawl, ein anderes Wasabi Waiter, wo der Spieler in einem überfüllten Sushi-Restaurant Bestellungen aufnimmt. »Diese Spiele sind nicht nur zum Spielen da«, stellte der Journalist Don Peck im *Atlantic* fest: »Sie sind von einem Team aus Neurowissenschaftlern, Psychologen und Datenexperten entwickelt, um mehr menschliches Potential aufzuspüren.«[53] Guy Halfteck, dem Gründer von Knack, zufolge reichen zwanzig Minuten, um ein

»scharfes Bild Ihrer Psyche und Ihres Intellekts und eine Einschätzung Ihres Potentials als Führungskraft oder Erneuerer« herzustellen.

Dies bedeutet, dass der geeignete Kandidat jemand mit verborgenen Fähigkeiten ist, die nicht durch übliche Techniken wie etwa Interviews oder Einstellungstests erkannt werden können. Stattdessen lässt sich das wahre Talent dadurch entdecken, wie er oder sie ein Videospiel spielt. Interessanterweiser verstärkt dies die Ambiguität. Vor dem Spiel weiß weder der Arbeitgeber noch der Bewerber, wer die richtige Person ist.

Was hier zur Debatte steht, das ist die Verschiebung von einer Ideologie des Wählens zu einer Ideologie des Gewähltwerdens. »Wir alle sind zu einem Leben des ständigen Wählens verdammt«, bemerkte Zygmunt Bauman, »aber nicht alle von uns haben die Mittel, die Wählenden zu sein.«[54] In der gegenwärtigen neoliberalen Konstellation, in der die Prekarität auf die Talentmentalität trifft, muss dies umgekehrt werden. Heutzutage verfügen viele nicht über die Mittel, die Gewählten zu sein. Dies ist die Zukunft des Wählens: Während es keine Garantie gibt, dass man je ausgewählt wird, hat man immer noch eine Chance, vorausgesetzt, man beginnt mit der Zahlung von 15 Millionen Verdienstpunkten, um in einer Talentshow aufzutreten, oder von 42.000 Dollar, um sich eine Zeitlang bei der *Vogue* aufhalten zu dürfen.

Die rauen ökonomischen Realitäten der großen Talent-Lotterie schaffen ernsthafte existentielle Probleme für den Mann / die Frau von heute. Immerhin sind sie Leute, die glauben, sie können zu jeder Zeit alles sein. Aber die Wirklichkeit ist weitaus eingeschränkter: Sie können nur sie selbst werden, wenn sie zufällig in der großen Talentshow gewählt werden, die unter dem Namen Arbeitsmarkt bekannt ist.

5

Wellness, lebe wohl

»Zum Teufel mit der Gesundheit.« Ivan Illich

Die Freiheit des Krankenbetts

Normalerweise halten wir eine Sportverletzung für etwas Unangenehmes. Nicht so denkt die Hauptfigur in Karl Ove Knausgårds sechsbändigem autobiographischem Roman *Mein Kampf*. Bei seinem wöchentlichen Fußballspiel bricht sich Karl Ove das Schlüsselbein. Aus der Unfallklinik nach Hause zurückgekehrt, beschreibt er das überraschende Vergnügen, das die unglückliche Wendung der Ereignisse ihm gewährt: »Nach dem Abendessen legte ich mich mit einem Kissen im Rücken auf die Couch und sah mir im Fernsehen ein Spiel der italienischen Liga an. Im Laufe der vier Jahre, die wir mit Kindern lebten, hatte ich so etwas nur ein einziges Mal gemacht. Damals war ich so krank gewesen, dass ich mich nicht bewegen konnte, und hatte einen ganzen Tag auf der Couch gelegen, zehn Minuten des ersten Jason Bourne-Films gesehen, kurz geschlafen, dann wieder zehn Minuten geguckt, kurz geschlafen, mich zwischendurch übergeben, und obwohl mir der ganze Körper wehtat und mein Zustand im Grunde unerträglich war, genoss ich jede Sekunde. Auf der Couch zu liegen und am helllichten Tag einen Film zu sehen! [...] Jetzt hatte ich das gleiche Gefühl. Ich *konnte* nichts tun. Unabhängig davon, wie es in der Schulter brannte und stach und schmerzte, war die Freude darüber, in Ruhe auf der Couch zu liegen, größer.«[1]

Verletzungen und Krankheiten gehören unvermeidlich zum Leben und werden gewöhnlich als Unglück wahrgenommen. Auf brillante Weise enthüllt hier Knausgård eines unserer gemeinsamen schuldbewussten Geheimnisse: Bewegungsunfähigkeit mag unangenehm sein, aber es ist weitaus besser, als mit den Forderungen fertigwerden zu müssen, denen wir täglich ausgesetzt sind, wie etwa arbeiten, den häuslichen Pflichten nachkommen und natürlich uns um uns selbst kümmern. Eine schwere Krankheit und eine Verletzung sind die einzigen beiden Momente in vier Jahren, da Karl Ove so etwas wie Erleichterung verspürt. Seine Sportverletzung befreit ihn von den Forderungen des Alltags und erlaubt ihm, endlich zu leben. Für Knausgård scheint wahres Leben nicht darin zu bestehen, aktiv zu sein oder mit aller Anstrengung sein Wohlbefinden und Glück zu maximieren. Stattdessen beginnt er, sich in Augenblicken der Passivität und Ergebung wohlzufühlen.

Eine bemerkenswert ähnliche Ansicht finden wir in einem kurzen autobiographischen Text von Rob Lucas. Bei der Beschreibung seines Jobs als Web-Entwickler bemerkt Lucas, wie seine Arbeit immer mehr Aspekte seines Lebens, einschließlich seiner Träume, zu infiltrieren beginnt. Als er sich fragt, wann er Ruhe finden könnte, fällt ihm nur ein: Wenn ich krank werde. Er schreibt, dass »ich nur, wenn eine Krankheit kommt und ich ungewollt arbeitsunfähig bin, wirklich Zeit für mich selbst zurückgewinne. Es ist schon merkwürdig, beim Anflug der Grippe innerlich zu jubeln, dass man endlich in der Lage ist, alles nachzuholen, was durch die Arbeit beiseitegeschoben wurde.«[2] Für Lucas ist die Grippe eine geheime »Waffe«, mit der er vielleicht etwas von seinem Leben wiedererlangen kann – zumindest für ein oder zwei Tage. Die Krankheit, führt er vor, wird »nicht von einem vermeintlichen Aggressor verursacht«. Sie ist nicht »bloß pathologisch, ein unvorhersehbares Ereignis, das dem Körper von außen aufgezwungen wird«. Vielmehr hat er bei seiner Krankheit das Gefühl, sie sei »fast gewollt – ein Urlaub, den der Körper für sich fordert«.

An Krankheit als Flucht vor den allgegenwärtigen Anforderungen der Arbeit – oder des Lebens überhaupt – zu denken, ist keineswegs auf postindustrielle Kreativarbeiter wie Knausgård und Lucas beschränkt. Es hat viel tiefere historische Wurzeln. In *Krankheit als Metapher* zeigt Susan Sontag, wie während des neunzehnten und frühen zwanzigsten Jahrhunderts Tuberkulosekranke oft als leidenschaftlich, sexuell anziehend, sensibel, interessant und kreativ dargestellt wurden. Sie verkörperten alles, was die bürgerliche Gesellschaft nicht war. Ihre Erkrankung erlaubte es ihnen, sich den Zumutungen der ehrbaren Gesellschaft zu entziehen: »Der Tb-Leidende war ein Aussteiger, ein Wanderer auf der endlosen Suche nach einem gesunden Ort. Seit dem frühen 19. Jahrhundert wurde Tb ein neuer Grund für das Exil, für ein Leben, das hauptsächlich aus Reisen bestand.«[3] Erholung konnte nur in schönen und einsamen Orten wie Berge und Wüsten, die Südseeinseln und das Mittelmeer gefunden werden. Tuberkulose galt nicht nur als eine schreckliche Krankheit (was sie zweifellos war), sondern auch als »ein Weg, sich von der Welt zurückzuziehen, ohne für diese Entscheidung die Verantwortung übernehmen zu müssen.«[4] Nirgendwo wird das besser illustriert, sagt Sontag, als in Thomas Manns *Der Zauberberg*. In diesem Roman besucht ein solider junger Bürger aus Hamburg namens Hans Castorp für einige Wochen seinen Vetter in einem

Sanatorium in den Schweizer Alpen. Nach einer falschen Diagnose bleibt er dort sieben Jahre, genießt die Bergluft und die Abwesenheit von Verantwortung und beteiligt sich an endlosen philosophischen Diskussionen in interessanter Gesellschaft. Das ist vielleicht der Rückzug, von dem Knausgård und Lucas träumen. In ihrer krankheitsbedingten Benommenheit sehen sie sich auf ihren eigenen Zauberberg flüchten.

Sich für sieben Jahre aus dem Leben abzumelden, ist für die meisten Büroangestellten nicht wirklich eine Option. Vielmehr kann die Abwesenheit von nur wenigen Tagen bereits Verdacht erregen. Sich krank zu melden aus ungerechtfertigten Gründen (weil man etwa Weihnachtseinkäufe tätigen, sich von einem Kater erholen oder einen sonnigen Tag genießen will), ist ein Tabu geworden. Eine neuere Studie legt sogar nahe, dass bis zu 74 Prozent der Beschäftigten zur Arbeit gehen, selbst wenn krank sind.[5] Während wir vielleicht von einer Flucht auf unseren eigenen Zauberberg fantasieren, bemühen sich die meisten von uns, produktiv zu erscheinen, den Einsprüchen des Körpers zum Trotz.

Einige Arbeitgeber wählen einen freundlicheren Ansatz und erkennen das Bedürfnis nach einem gelegentlichen arbeitsfreien Tag an. Mit dem Angebot von »Abwesenheitstagen« (eine Auszeit, die Beschäftigte kurzfristig nehmen können, wenn sie keine Lust haben, ins Büro zu kommen) versuchen diese Firmen, die Tage »des Krankfeierns« zu reduzieren. Ein Hersteller von Abenteuerkleidung ist noch einen Schritt weitergegangen und verwendet heimliche Krankheitstage als Teil seiner Werbekampagne.[6] In einem Katalog des Unternehmens findet sich eine Grafik, die die Beziehung zwischen der Abwesenheit eines Mitarbeiters von der Arbeit und der Höhe der Wellen an einem örtlichen Strand zeigt. Der Mann war ein begeisterter Surfer.

Die Verlockung einer Krankheit besteht darin, dass sie

eines der größten Laster unserer Gesellschaft zu rechtfertigen vermag: das Nichtstun. Nur wenn der Körper streikt, ist es erlaubt, dem Arbeitsplatz fernzubleiben, nicht ins Fitnessstudio zu gehen oder eine Sitzung mit dem Life-Coach auszulassen. Krankheit gewährt, zumindest für eine kurze Dauer, einen verlängerten Feierabend. Was sonst als bloße Faulheit erschiene, nimmt nun die akzeptablere Form einer Atempause an. Dadurch, dass wir uns einer Krankheit ergeben, folgen wir und entziehen uns zugleich einem zentralen Befehl der Bio-Moral – »höre auf deinen Körper«. Wie uns Knausgård und Lucas zeigen, öffnet sich durch diese Kapitulation ein Raum, wo sich der kranke Mensch vorübergehend von der Last der Verantwortung befreit fühlt. Im Krankenbett können wir unseren eigenen Fantasien nachgehen, ganz gleich, wie träge und abwegig sie sein mögen. Aber das dauert nur eine kurze Zeit. Während Hans Castorp im Zauberberg sieben Jahre in dem Sanatorium bleiben konnte, hat der postmoderne Büroangestellte gewöhnlich nur ein paar Tage, bevor seine oder ihre Erkrankung für ein Problem gehalten wird.

Jemand, der sich von einer Krankheit erholt, mag zeitweilig einen gewissen Spielraum haben. Aber wenn von dieser Person gesagt wird, sie sei »unmotiviert, gesund zu werden« oder »weigere sich, wieder arbeitsfähig zu sein«, dann ist das etwas ganz anderes. Die Unterstellung lautet hier, dass Krankheit nicht bloßer Zufall ist. Vielmehr ist sie etwas Selbstgeschaffenes, etwas, für das wir zumindest teilweise verantwortlich sind. Diese seit langem bestehende Annahme fand Susan Sontag schon Ende des 19. Jahrhunderts bei dem Arzt Georg Groddeck, der erklärte: »Der Mensch macht seine Krankheiten selbst.«[7] Ein anderer bekannter Arzt aus jener Zeit, Karl Menninger, stellte eine ähnliche Behauptung auf: »Die Krankheit ist zum Teil das, was die Welt einem Opfer angetan hat, zum größten Teil aber ist sie das, was das Opfer mit seiner Welt und mit sich selbst gemacht hat.«[8] Zu der Zeit, da sie *Krankheit als Metapher* schrieb, musste sich Sontag einer Krebsbehandlung unterziehen. Sie bemerkte, dass Leute um sie herum ähnliche Meinungen äußerten. Sontag zufolge »schaffen es solche albernen und gefährlichen Ansichten, dass die Last der Krankheit dem Patienten aufgebürdet wird«, wo »die Heilung prinzipiell von der bereits schwer geprüften oder schon geschwächten Fähigkeit des Patienten zur Selbstliebe abhängen soll.«[9]

In einer neueren Studie fand Barbara Ehrenreich bemerkenswert ähnliche Ansichten unter Krebspatienten. Auf einer Brustkrebs-Website las sie positive Bekräftigungen wie diese: »Weine nicht um etwas, das nicht um dich weinen kann«; »Wenn das Leben dir Zitronen schenkt, mach Limonade daraus«; »Warte nicht darauf, dass dein Schiff einläuft … schwimm ihm entgegen.« Eine krebskranke Prominente erklärte: »Krebs war das Beste, was mir je passierte«, und »die Quelle meines Glücks war ausgerechnet Krebs«. Eines der von Ehrenreich zitierten Bücher nennt Krebs sogar ein »Geschenk«.[10]

Obwohl diese Sprache scheinbar positiver klingt als das, was wir bei Groddeck und Menninger finden, ist die Botschaft praktisch die gleiche: Selbst wenn Patienten nicht für ihre Krebserkrankung verantwortlich sind, so sind sie doch verantwortlich für deren Verlauf. Einige positive Denker bevorzugen eine vorsichtigere Herangehensweise und sagen, dass wir, während wir die Krankheit vielleicht nicht wählen, doch entscheiden, wie wir sie erleben. Wenn wir ihr auf eine positive und fröhliche Weise entgegentreten, können wir eine gewisse Kontrolle und Handlungsfähigkeit wiedererlangen. Kapitulieren wir und geben auf, dann ist es unsere Schuld, wenn die Krankheit sich verschlimmert.

Statt ein Entkommen vor dem Wellness-Befehl zu ermöglichen, kann Krankheit tatsächlich das Gegenteil tun. Sie kann ein Umfeld schaffen, wo das kranke Individuum wieder dem Befehl unterworfen wird, rasch gesund zu werden. Es reicht nicht mehr, dass Patienten sich nur erholen. Sie müssen an ihrer Gesundheit arbeiten, indem sie positiv denken, an Selbsthilfegruppen teilnehmen, besondere Diäten ertragen und vieles mehr. Eine Krankheit mag uns zeitweilig von der Arbeit befreien, aber ganz sicher befreit sie uns nicht von der Pflicht, an unserem Wohlergehen zu arbeiten. So wird Kranksein ein weiterer Vollzeitjob mit Terminen, die einzuhalten sind, mit festgelegten Gesundheitszielen und dem Erlernen der richtigen inneren Einstellung.

Fett-Akzeptanz

In Las Vegas gibt es einen Ort, wo Wellness ganz sicher nicht auf der Speisekarte steht: ein berüchtigter Burger-Laden namens The Heart Attack Grill. Auf ihrer Website verkünden sie prahlerisch: »Wir haben das einzige Diätprogramm in Amerika, das funktioniert.« Wenn man das Restaurant betritt, wird man von einer der schlanken Kellnerinnen begrüßt, die ein sexy Krankenschwester-Outfit tragen. Sie hilft einem in einen Patientenkittel und befestigt ein Band am Arm. Die Speisekarte bietet Single-, Double-, Triple- und Quadruple-Bypass Burger. Kunden über 350 Pfund essen kostenlos. Wenn man sein Essen verputzt hat – wohl wissend, dass das nicht genau das war, wozu der Arzt geraten hatte –, wird ein kurzes Spanking von einer der »Krankenschwestern« angeboten (vermutlich um das Schuldgefühl zu lindern). Ihre Website listet Videos beschämter Amerikaner auf, denen nach dem Kaloriensegen der Hintern versohlt wird. Und wahrlich, ihre Diät scheint zu wirken. Am 11. Februar 2012 starb ein Kunde an einer Herzattacke, während er sich einen Triple-Burger schmecken ließ. Ein Jahr später folgte der nächste Skandal: Eine frühere Hostess enthüllte, dass von ihr verlangt wurde, einen bewusstlosen Kunden zu filmen, so dass sie die Aufnahme ins Netz stellen konnten.[11]

Der Heart Attack Grill stellt eine Umkehrung des Wellness-Befehls dar. Er fordert seine Kunden nicht auf, auf ihre Körper zu hören, gewissenhaft ihre Kalorienaufnahme zu überwachen und ein gesundes Ich zu kreieren. Stattdessen sollen sie ihre Körper vergessen, jeglichen Ernährungsrat ignorieren und Lust auf ein ungesundes Verhalten haben. Eine ähnliche Botschaft findet sich in Richard Kleins postmodernem Anti-Diät-Buch *Schöne fette Welt*. Er denkt kurz darüber nach, wie solch eine Anti-Diät erreicht werden könnte. »Machen Sie eine Diät und essen Sie nur Fett?« Für Klein mag eine reine Fett-Diät ein Fluchtweg aus den unmöglichen Forderungen nach Schlankheit und Gesundheit sein. Fett, argumentiert Klein, ist »ein sichtbares Zeichen dafür, dass wir es in entscheidenden Bereichen unseres Lebens nicht geschafft haben, all das zu sein, was wir sein könnten. Fett ist eine unentrinnbare Quelle von Enttäuschung, Traurigkeit und schuldbewusster Selbstverachtung – von unaufhörlicher Scham und Schande.«[12]

The Heart Attack Grill verwandelte diese Feier des Fetts in einen PR-Gag, aber andere haben versucht, diese Pro-Fett-Botschaft ernster zu nehmen. In Irmgard Tischners *Fat Lives* lernen wir übergewichtige Frauen kennen, die sich in der Öffentlichkeit an die sozialen Normen halten, indem sie gemäßigt essen, aber in ihren eigenen vier Wänden rebellieren, indem sie essen, was und wieviel sie wollen.[13] Ihnen geht es beim Essen nicht um die Stillung des Hungers. Es ist vielmehr eine Art, sich gegen die Schlankheitsnormen zu wehren, die sie so erdrückend finden. Diese kalorienreiche Militanz ist nicht nur auf Individuen beschränkt. Die Fett-Akzeptanz-Bewegung versucht, die Würde der Dicken zurückzufordern, indem sie der Fettleibigkeit bürgerliche Respektabilität verschafft.

Gruppen wie die National Association to Advance Fat Acceptance (NAAFA) haben die Grundrechtsagenda ausgerufen, um Gleichheit voranzutreiben, Diskriminierung zu beenden und die Übergewichtigen mental zu stärken. Sie vergleichen die Not der Übergewichtigen mit den Problemen anderer Minderheiten. Ihre Absichtserklärung besagt: »Millionen dicker Amerikaner … bilden eine Minderheit mit vielen Attributen anderer Minderheiten: schlechtes Selbstbild, Schuldgefühle, Diskriminierung am Arbeitsplatz, Ausbeutung durch kommerzielle Interessen und Spottobjekt sein.« Kampagnen werden organisiert, um die Würde der Übergewichtigen zu schützen. Zum Beispiel schaffte es die Bay Area Gruppe, Plakatwände, die dicke Menschen diskriminierten, aus der Stadt entfernen zu lassen. Der Verband bemüht sich auch, gesetzliche Maßnahmen zu unterstützen, die Diskriminierung aufgrund von Gewicht unterbinden wollen. Aber eine der Hauptaktivitäten der Bewegung scheint sich auf Fragen des Lebensstils zu richten. In ihrer Studie der Bewegung berichtet Anne Kirkland, dass die jährliche Konferenz der Bewegung viele Sitzungen zu Fitness, Kunsthandwerk, Körperpflege, Reisen und Sexualität einbezog.[14] Angeboten wurden Kurse über »Wasseraerobic«, »Die Rückeroberung der Macht, sich selbst zu lieben«, »Männer, die dicke Frauen lieben« und »Alles, was Sie über Sex mit Dicken wissen wollten, aber nicht zu fragen wagten«. Bei ihren Interviews mit Mitgliedern der Fett-Akzeptanz-Bewegung bemerkte Kirkland, dass sie sich eifrig bemühten, andere positive Eigenschaften wie etwa ihre Berufsqualitäten herauszustellen.

Was bei dieser Bewegung auffällt, ist ihr Versuch, Legitimität und Respekt zu bekommen, indem sie auf Vorstellungen von Wohlbefinden (man kann dick und doch gesund sein) und andere Charakteristika zurückgreift, die mit einem aktiven Leben assoziiert werden (kontaktfreudig, hart arbeitend und unternehmenslustig sein). Viele der Menschen, die Kirkland interviewte, hoben ihre positive Denkweise und aktive Ausrichtung hervor. Zum Beispiel erklärte eine Schönheitskönigin mit Übergröße: »Wenn es so etwas wie Diskriminierung am Arbeitsplatz gab, dann fand das, glaube ich, vor allem in meinem Kopf statt. Und ich sage das, weil ich jetzt weiß, dass ich intelligent bin, ich habe Talent, und ich werde den anderen beweisen, dass ich Talent habe und intelligent bin. Und wenn die mich nicht einstellen wollen, gut, dann will ich dort auch nicht sein. Was ziemlich selbstermächtigend ist.«[15] Einen ähnlich optimistischen Ansatz hat der Fett-Akzeptanz-Blog »Two Whole Cakes«. Ein Eintrag verkündet: »Hey Leute, wie viel hatte ich heute zu tun? Wirklich sehr viel!« Dies ist keine dicke und faule Person, die man verachten kann. Dies ist die Frau von heute, die stolz all die Werte benennt, die mit dem Wellness-Syndrom verbunden sind – außer der Schlankheit. Dies verweist auf ein Problem, das Richard Klein mit der Fett-Akzeptanz-Bewegung identifiziert: »Akzeptanz bedeutet oft Resignation, eine widerwillige Bereitschaft, das hinzunehmen, was man nicht ändern kann, obwohl man sich im Innersten immer noch danach sehnt, es zu ändern. Fett-Akzeptanz verlangt Toleranz von anderen, teilt aber oft in der Form von Selbsthass den generellen Hass auf Fett.«[16]

Die Akzeptanz von Fett reartikuliert die gleiche Ideologie, gegen die sich die Übergewichtigen zu wehren versuchen. Die Argumentation scheint folgende zu sein: Ich mag fett sein, aber ich bin belastbar, kontaktfreudig, positiv und drücke meine Individualität aus, daher verdiene ich einen gewissen Respekt. In diesem Sinne teilt die Fett-Akzeptanz-Bewegung weitgehend die gleichen Vorstellungen von Wohlbefinden, die ständig Gesundheit und Glück betonen. Sie versucht nur, die Wahrnehmung des Körpers zu verändern, so dass auch ein größerer Körperumfang in den Bereich akzeptabler Wellness fällt.

Teilnehmer werden daran erinnert, dass sie sich körperlich bewegen, ein aktives Sexleben haben und selbst an einem Schönheitswettbewerb teilnehmen können, ganz unabhängig von der Kleidergröße. Wenn man den Kampf, schlank zu sein, aufgibt, legen die Anhänger von Fett-Akzeptanz nahe, sollte man an allen anderen Fronten härter arbeiten, indem man aktiver ist, sich mehr vernetzt und sich interessant macht.

»Bugchasing«

Neben der Arbeitsvermeidung und dem übermäßigen Essen wird riskanter Sex dazu benutzt, sich den Forderungen des Wohlseins zu widersetzen. Eine der interessantesten Sexualpraktiken, die eine Flucht vor dem Wellness-Befehl ermöglicht, ist das »Barebacking«, bei dem es sich um Sex ohne Kondom handelt, den hauptsächlich schwule Männer miteinander haben. Was Barebacking so faszinierend macht, ist, dass es die Wellness-Ethik durch ungeschützten Sex in Frage stellt. In seinem Buch *Unlimited Intimacy* erkundet Tim Dean diese Kultur. »Im Gegensatz zu hirnlosem Ficken«, erklärt er, »ist Bareback-Sex eine Aktivität mit tieferer Bedeutung.«[17] Die Bareback-Gemeinschaft ist grob in zwei Gruppen aufgeteilt. Zum einen haben wir die »Bugchaser«, für die das HI-Virus ein zentrales erotisches Element ist. Sie wollen es bekommen, idealerweise wieder und wieder, was sie nur tun können, indem sie sich nicht auf das Virus testen lassen und sich vorstellen, dass sie bei jeder neuen sexuellen Begegnung »begattet« werden oder »das Geschenk« empfangen (das heißt, HIV bekommen). Und dann haben wir die »Schenkenden« (Männer mit HIV, die gewillt sind, das Virus weiterzugeben), die geringer an Zahl sind und weniger offen, zum Teil weil das bewusste Verbreiten des Virus rechtlich eine kriminelle Handlung ist.

»Schenkende« sind typischerweise ultramännliche Alpha-Tiere, manchmal gezeichnet mit »Kriegsnarben«, die verraten, dass sie das Virus tragen.

Barebacking richtet sich direkt gegen die Imperative der Wellness-Ideologie, die wir in den vorangegangenen Kapiteln dargestellt haben. Kaum überraschend hat das sowohl bei der heterosexuellen als auch bei der Mainstream-Presse der Schwulen eine Schockwelle ausgelöst. Aber Dean argumentiert, dass wir, um die Bedeutung des Barebackings zu verstehen, es in den Kontext der AIDS-Epidemie stellen müssen, nach deren Ausbruch Homosexuelle mit noch mehr Misstrauen betrachtet wurden als zuvor. Um dieser Einstellung etwas entgegenzusetzen, bestand eine zentrale Strategie darin, ein Bild der männlichen Homosexuellen als sexuell verantwortlich Handelnde zu verbreiten. Dies bedeutete, enthaltsam zu sein oder nur »Safer Sex« zu haben. Ungeschützter Analsex wurde zum strikten Tabu, nicht nur für einzelne Paare, sondern auch in der Pornoindustrie, die ihre erzieherische Rolle ernst nahm.

Das Problem damit ist, worauf Dean verweist, dass die Sanitisierung der Homosexuellen so viel bedeutete wie »die Entsexualisierung des Schwulseins, das Herunterspielen der Andersartigkeit und die Pathologisierung der sexuellen Subkulturen, Barebacking eingeschlossen, die Schwule erfunden haben.«[18] Kurzum, es war ein politischer Prozess, durch den Homosexuelle zu ehrbaren Bürgern erzogen werden sollten. Die Bareback-Kultur bedeutet eine Ablehnung dieser Werte. Indem es sich dem Befehl, »safe« zu sein und gesund zu bleiben, direkt widersetzt, erfindet das Barebacking neue sexuelle Identitäten. Anstatt zu versuchen, weithin Legitimität zu gewinnen, entwickelt es eine Praxis jenseits der Normen von Gesundheit und gewissenhaftem sexuellem Risikomanagement. Dadurch, dass sie wieder Gefahr in die sexuelle Begegnung bringt und jedes körperliche Beisammensein zu einem Moment von Leben und Tod macht, verleiht diese Praxis der Sexualität ein hohes Maß an Ernsthaftigkeit. Sie macht Sex zu einer Form der Lust jenseits geschützter Mäßigung. Dies wird erreicht durch die ständige Erinnerung daran, dass Ficken nicht bloß der Optimierung der eigenen Gesundheit dient. Es kann einen tatsächlich töten.

Praktiken des Barebackings verschaffen nicht nur eine ungesäuberte, unbegrenzte und potentiell tödliche Form der Lust, argumentiert Dean, sondern auch eine neue Art der Intimität. Durch das HI-Virus kreieren Männer so etwas wie eine Abstammungslinie, eine Filialbeziehung, die sie ihr ganzes Leben begleitet. Es entsteht ein Verwandtschaftsgeflecht, eine Art Genealogie, die Verbindungen zwischen den Generationen und darüber hinaus herstellt. Konventionelle Genealogien funktionieren auf der Basis, wer wen zur Welt gebracht hat. Es überrascht daher nicht, dass Barebackers von der Weitergabe des Virus als »begatten« sprechen.

Was diese Subkultur im Hinblick auf Bio-Moral besonders interessant macht, ist die Tatsache, dass sie bewusst die Ideologie des individuellen Wohlergehens zurückweist. Mehr noch, sie stellt das Bild des wohlgepflegten Körpers als etwas, das für immer leben könnte, offen in Frage. Sie verrät die grundsätzlichen Werte des Wohlseins. Die Macht dieses Ansatzes, meint Dean, liegt in ihrer Fähigkeit, sich »superegoistischen Gesundheitsbefehlen« zu entziehen. Sie wird zu einem Weg, »Skepsis hinsichtlich von Gesundheitsidealen und Risikovermeidung auszudrücken und mit der Sterblichkeit leben zu lernen.«[19]

Wenige widersetzen sich dem Wellness-Befehl auf eine so eindeutige Weise wie die Barebackers. Sie umgehen nicht nur die Aufforderung, gesund und normal zu sein; sie kehren diesen Befehl um und geben ihn der Gesellschaft auf eine Weise zurück, die schockiert und vorherrschende moralische Normen erschüttert. Sie rechtfertigen sich nicht wie die Dicken, die sich insgeheim bemühen, andere Aspekte des Wohlseins zu meistern. In Hinblick auf Gesundheit weisen die Barebackers den Wellness-Befehl entschieden zurück. Jedoch scheinen sie mit einem besonderen Aspekt des Wohlbefindens engstens verbunden zu sein: dem Bestreben, authentisch zu werden. Wenn sie auf eine heroische Weise dem Tod trotzen, verkörpern sie eine besondere Vision des authentischen Selbst. Kriegsnarben dienen dazu, ihr einzigartiges Selbst von dem der Massen zu unterscheiden. Ihre Sexualathletik wird ständig mit der anderer verglichen und bewertet. Wie bei dem Mann / der Frau von heute hört ihre Suche nach neuen zukunftsweisenden Ausdrucksformen des Selbst nie auf. Neue (Un-) Tiefen werden erkundet. Nach Authentizität streben, seine Individualität ausdrücken, sich von den anderen unterscheiden und seine Netzwerk-Kompetenzen entwickeln – dies alles sind wesentliche Aspekte der Arbeit an sich selbst, die wir im Wellness-Syndrom finden. Es ist diese Eigenarbeit, die droht, uns enger an eben jene Ideologie zu binden, der wir zu entfliehen suchen. Während Barebackers einen faszinierenden Widerstand gegen die Gesundheitsbefehle präsentieren, fällt es ihnen schwer, der Forderung zur Selbstverwirklichung zu entkommen, eine Forderung, die auf der bösartigen Illusion beruht, dass sie eines Tages ihr authentisches Selbst erlangen. Solange wir an dieser Vorstellung festhalten, hat uns das Wellness-Syndrom fest im Griff.

Schluss

> »Über das Glück im strikten Sinne kann man das Vergnügen stellen, als ein kurzer Moment der Verzückung, der dem Lauf der Dinge abgerungen wurde, die Heiterkeit, die unbeschwerte Trunkenheit, die den Fortgang des Lebens begleitet, und vor allem die Freude, die Überraschung und Begeisterung voraussetzt.«
>
> Pascal Bruckner[1]

Anfang 2013 veröffentlichte *The New York Review of Books* einen Artikel der Schriftstellerin Zadie Smith mit dem Titel »Joy«. Für manche Leser mochte das kaum mit den übrigen Beiträgen der Zeitschrift zusammengehen. Zwischen langen und tiefgründigen Überlegungen zu den letzten Jahren des Malers Raffael und der wissenschaftlichen Rezension eines neuen Werks über das Innenleben von Vögeln fand sich Smiths persönlicher Bericht über eine drogenberauschte Nacht, die sie tanzend in einem Club verbracht hatte. Die Bedeutung dieser Nacht, beschrieben in vielen Einzelheiten, obwohl sie schon zwei Jahrzehnte zurücklag, besteht darin, dass sie Smith dem nahe – gefährlich nahe – brachte, was sie als Freude beschreibt, »diese seltsame Zugabe aus Angst, Schmerz und Lust.«[2]

Freude, wie Bruckner im obigen Zitat argumentiert,

setzt Überraschung und Begeisterung voraus. Aber sie hat auch eine zerstörerische Wirkung. Sie hält uns fest im Griff und schüttelt uns brutal. Vielleicht ist es daher eine gute Sache, dass wirkliche Freude eher selten erlebt wird. Smith bemerkt dazu: »Wenn man mich fragte, ob ich häufiger freudige Erfahrungen in meinem Leben haben wolle, wäre ich überhaupt nicht sicher, ob ich ja sagen würde, genau deshalb, weil es so schwierig ist, mit dieser Erfahrung umzugehen.«

Was Freude ihre ausgeprägte Besonderheit verleiht, ist, dass sie über das Vergnügen hinausgeht. Wir wissen von Freud, dass Vergnügen und Exzess nicht vereinbar sind. Die ganze Idee hinter dem Lustprinzip geht dahin, dass es unsere Zufuhr an Vergnügungen steuern soll, so wie Diabetiker ihren Blutzuckerspiegel regulieren. Zu viel Lust ist schlecht; es bedeutet, dass wir bald schon den Preis dafür mit Schmerzen bezahlen müssen. Bei der Suche nach Vergnügen versuchen wir auch, allen Arten von Missvergnügen auszuweichen. Dies erfordert Entschlossenheit, harte Arbeit und ein Gefühl für Mäßigung. Man kann einen Burger essen, solange er von der gesunden, organischen Sorte ist, also von grasgefüttertem Rind stammt, und man anschließend einen längeren Lauf macht. Das optimiert die Gesundheit und das Glück und beweist, dass man ein zugleich gesundheitsbewusster und fürsorglicher Mensch ist.

Solche gemäßigten Vergnügungen werden uns ständig angeboten: entkoffeinierter Kaffee, geschützter Sex, fettarme Schokolade, zuckerfreie Softdrinks und umweltfreundliche SUVs. Es wäre nicht völlig überraschend, wenn Drogenkartelle gegenwärtig eine Sorte fair gehandeltes Kokain entwickeln.

Unsere Gesellschaft bietet ein Übermaß an gemäßigten Vergnügungen an. Freude jedoch ist selten. Zadie Smith erinnert sich, dass sie im Laufe ihres Lebens fünf-, vielleicht sechsmal Freude erlebt hat. Meist hatten diese Anlässe mit Liebe zu tun: außerordentliche Momente, wenn die öde Außenwelt dahinschwand. In der Gesellschaft eines besonderen Menschen nahm die Wirklichkeit eine neue Gestalt an. In solchen Momenten schien nichts abwegiger zu sein als der Versuch, diese Freude zu kontrollieren oder zu mäßigen. Wenn wenig anderes noch wichtig ist, dann schrecken wir auch vor möglichen Gefahren nicht zurück. Als Smith und ihr Liebhaber auf dem Gelände eines Museums eingesperrt sind, überlegen sie, ob sie die Nacht schlafend auf einem Steinlöwen verbringen oder von einer hohen Mauer herunterspringen sollen und sich vielleicht die Knochen brechen. Keine Spur von Qual. Kein Nachdenken über Gefahren. Nur Freude.

Und doch ist es nicht die verwandelnde Erfahrung der Liebe, die Smith in ihrem Artikel am anschaulichsten beschreibt. Das ist vielmehr der Drogenrausch, der in dem Nachtclub Fabric, nahe dem alten Fleischmarkt in Smithfield (London), stattfand. Es wurde eine lange Nacht, denkwürdig in jeder Bedeutung des Wortes, mit der Art Musik, die alle längst kannten, aber die in dem Moment sich anfühlte, als hörten sie sie zum allerersten Mal. Die Drogen fingen an zu wirken, und die Musik nahm an Intensität zu. Männer ohne Hemden und Frauen in seltsamen Tops, die eher wie Schürzen aussahen, kamen auf der Tanzfläche zusammen. Alle tanzten. Es war eine besondere Nacht, eine Nacht der Freude.

»Britische Landsleute!«, schreibt Smith. »Diejenigen von euch, ich meine jene, die das Glück hatten, die erste Generation von Ecstasy zu nehmen und keine der schädlichen, gelegentlich tödlichen Reaktionen zu erleben, die, wie wir jetzt wissen, andere erlitten – ja, für euch habe ich eine Frage. War das Freude?« Smith ist sich nicht ganz sicher, aber es war unbestreitbar eine erinnerungswürdige Nacht. Sie beschreibt, wie sie von einer schwebenden Welt »chemisch Gleichgesinnter« absorbiert wird. Sie erinnert sich, wie »ein spindeldürrer Mann mit riesigen Augen«, während sie sich in der Musik verliert, »über ein Meer von Körpern nach ihren Händen griff. Ich nahm die Hand des Mannes. Meine Schädeldecke flog weg. Wir tanzten und tanzten. Wir gaben uns der Freude hin.« Sie kann sich nicht mehr an den Namen dieses Mit-Ravers erinnern und nennt ihn Smiley. *Fühlst du es?* war der Satz, den er immer wiederholte. *Fühlst du es schon?* Sein ganzer Organismus schien sich auf ihre Erfahrung zu richten und entschlossen zu sein, dass sie *es fühlte*.

Freude ist etwas anderes als Vergnügen. »Ein Strandurlaub ist Vergnügen«, meint Smith. »Aber auf jener Tanzfläche *war* ich die Freude selbst.«

Doch allzu schnell musste sie erkennen, dass diese Freude nicht haltbar war. In dem Moment, da sie aufwachte, sah sie, dass Smiley nicht mehr »ein Spaßmacher, Geisttier, Erlöser« war, sondern ein »schrecklich langweiliger, dürrer Drogensüchtiger« geworden war, »der bereits einen Joint rauchte und zwanzig Pfund für ein Taxi von mir borgen wollte«. Sie begann zu bezweifeln, dass diese Nacht, dieser Moment, da sich »Can I Kick It?« mit »Smells like Teen Spirit« vermischte, wirklich pure Freude gewesen war. Vielleicht war sie nur erzeugt von Chemikalien.

Es ist die Vergänglichkeit dieses Moments, die ihm Gewicht und Bedeutung gibt. Im Gegensatz zu den leicht ersetzbaren Alltagsvergnügungen ist Freude etwas, das unerwartet kommt und auf die gleiche Weise geht. Sie kann nicht ohne weiteres wiederholt, nachgeahmt und ins Leben zurückgebracht werden. Freude stirbt. Und Versuche, sie wiederzubeleben, lassen uns nur mit einer leeren Hülse zurück. Für Smith ist es genau unsere Erkenntnis, dass diese Erfahrung eines Tages verschwinden wird, was sie so viel bedeutender macht als irgendwelche gemäßigten und wiederholbaren Vergnügungen.

Zwei Jahrzehnte nach Smiths nächtlichen Abenteuern

eröffnete nicht weit vom Fabric ein neuer Club. Er heißt Morning Glory. Hier sind Drogen strikt verboten; und Alkohol auch. Nicht nur das, alle Formen exzessiven Genusses sind abwesend. Hunderte von in der Stadt Beschäftigten kommen früh morgens hierher, um zu House Club Anthems zu tanzen.[3] »Es ist wie Clubbing, aber anstatt anschließend in die Dunkelheit hinauszuschleichen und sich scheußlich zu fühlen, geht man zur Arbeit und fühlt sich großartig«, erklärt einer der Organisatoren. »Und statt eines Bieres bekommt man Kaffee, ein Croissant und eine Massage.«[4]

Morning Club ist ein Club, der die Gesundheit verbessern, das Wohlbefinden maximieren und auf einen langen und produktiven Tag bei der Arbeit vorbereiten soll. Er ist der obligatorische Treff der Leute von heute, die sich in den Tag raven wollen. Hier trifft man nicht auf drogenumnebelte Jungs wie Smiley, Smiths dürren Ecstasyschlucker. Wahrscheinlicher begegnet man dem Lifelogger, der detailliert den Menstruationszyklus seiner Frau aufzeichnet.

Morning Glory ist kein Ort der Freude. Hier herrscht das gemäßigte Vergnügen. Alle Formen von Exzess werden sorgfältig vermieden, außer vielleicht extravaganter Sportbekleidung in ironisch grellen Farben. Was diesen Club so zeitgenössisch macht, ist seine Fähigkeit, das Lustprinzip mit der größeren Verpflichtung zu produktiver Wellness-Maximierung zu verbinden. Es ist der Ort für die Spaß liebende, extrovertierte und gesprächige Person, die gerne arbeitet und Partys feiert, besonders wenn beides miteinander kombiniert ist.

Der Mann / die Frau von heute zu sein, erfordert endlose Arbeit an sich selbst: morgens früh aufstehen, um sich in eine produktive Stimmung zu tanzen, Achtsamkeitsklassen besuchen, um sich besser zu konzentrieren, und die Karriereziele mit einem Life-Coach verfolgen. Solche ausgefeilten Techniken zur Optimierung des Körpers werden nicht nur von einer tiefen Loyalität zum Vergnügungsprinzip erzeugt. Sie werden auch von den Ungewissheiten des Marktes aktiviert, die sich wie düstere Wolken über dem neoliberalen Akteur zusammenbrauen. Erinnern Sie sich an Dancy, den Arbeitslosen, der sich durch minutiöse Selbstvermessung wieder in Form brachte? Er benutzte Self-Tracking hauptsächlich nicht zum eigenen Vergnügen, als Weg zu größerem Glück und besserer Gesundheit. Vielmehr sollte es ihn auf einem zunehmend kompetitiven Arbeitsmarkt vermittelbarer machen.

Dancy ist dem Wellness-Befehl bemerkenswert treu. Self-Tracking reguliert sein ganzes Leben, was sowohl das Vergnügen als auch die Arbeit betrifft. Er verbindet das Lustprinzip mit den Regeln des Marktes, eine Mischung aus Vergnügen und Geschäft. Wenn lange Spaziergänge Vergnügen bereiten, warum dann nicht ein Laufband unter dem Schreibtisch installieren? Sich einen steten Strom an Vergnügungen zuzuführen, erhöht die Fähigkeit, länger und effektiver zu arbeiten, am Schreibtisch konzentrierter zu sein. Gleiches gilt für Meetings: Warum sich in ein Zimmer einschließen, wenn man draußen bei Spaziergangssitzungen mehr leisten kann? Denjenigen am Arbeitsplatz, die diese Lektionen sich noch nicht zu Herzen genommen haben – die nicht die Ethik verstehen, sich selbst gesünder und produktiver zu machen – wird die Teilnahme an einem Gesundheitsprogramm angeboten. Wenn auch das nicht funktioniert, werden sie zu einer Privatsitzung mit einem Life-Coach verdonnert.

Während der Wellness-Befehl eng mit der gegenwärtigen Arbeitsethik verbunden ist, ist er keineswegs auf den Arbeitsplatz beschränkt. Die Grenze zwischen Leben und Arbeit lässt sich zunehmend schwerer ziehen. Wir haben gesehen, wie Life-Coaches sich nicht nur mit unserer Rolle bei der Arbeit beschäftigen; sie bemühen sich auch, unsere psychologischen Tiefen auszuloten. Private Leidenschaften wie etwa Pferdereiten haben die Unternehmen in Unterrichtstechniken verwandelt. Durch ein Tattoo kann man seine Verbundenheit mit der Firma auszudrücken. In diesem Buch haben wir dokumentiert, wie der Wellness-Befehl ständig in alle Aspekte unseres Lebens eindringt. Er verwandelt jede denkbare Aktivität, einschließlich Essen, Meditieren und selbst Schlafen, in eine Gelegenheit, Vergnügen zu steigern und produktiver zu werden.

Und doch gilt: Je mehr wir uns auf die Maximierung unseres Wohlseins konzentrieren, desto entfremdeter und frustrierter werden wir anscheinend. Die hektische Suche nach der perfekten Diät; das paranoide Streben nach Glück; der aufgezwungene Workout am Arbeitsplatz; die endlosen Life-Coaching-Sitzungen; das minutiöse Tracking der Körperfunktionen; die Verwandlung des ganzen Tages in ein Spiel – diese verzweifelten Versuche, die eigene Produktivität durch Wellness zu erhöhen, schaffen ihre eigenen Probleme. Sie befördern einen ansteckenden Narzissmus, der uns die große Wendung nach innen aufdrängt und den Körper zur ersten und letzten Sorge macht. Sie erzeugen ein schleichendes Angstgefühl, das von der stets gegenwärtigen Verantwortung kommt, jede Wahl eines Lebensstils zu rechtfertigen und zu kontrollieren. Sie schüren ein Schuldgefühl, das von dem unvermeidlichen Versagen herrührt, wenn wir unsere Diät nicht befolgen oder unsere Lebensziele nicht erreichen. Menschen, deren Leben von der Wellness-Ideologie beherrscht wird, sind nicht nur gesünder, glücklicher und produktiver. Sie sind auch narzisstisch, besorgt und schuldbewusst. Sie sind Opfer des Wellness-Syndroms.

Bio-Moral schlägt ihre Anhänger nicht nur mit persönlichen Pathologien; sie verändert auch ihr Verhalten anderen gegenüber. Diejenigen, die den hohen Anforderungen der Wellness nicht gerecht zu werden vermögen, werden mit Abscheu betrachtet. Und da diese hasserfüllte Sprache in der Öffentlichkeit inzwischen üblich ist, schwindet die Gelegenheit für durchdachte Debatten. Je weniger Regierungen ein Interesse an strukturellen Reformen haben, desto häufiger versuchen sie es mit kleinen Verhaltensinterventionen. Anstelle von Politik müssen wir uns mit Körpergebrabbel und zunehmend aufdringlichen Verbesserungsvorschlägen zu unserer Lebensweise abfinden. Am Ende verzichten wir auf jegliche politische Forderung. Die gerechte Umverteilung der materiellen Ressourcen (durch »Sozialhilfe«), die Anerkennung zuvor verachteter Identitäten (durch »Identitätspolitik«) und die Repräsentation politischer Stimmen (durch »Demokratisierung«) sind nun durch ein neues Ziel ersetzt worden: persönliche Rehabilitation. Hier werden die Arbeitslosen nicht mit einem Einkommen versorgt; sie bekommen Lebensberatung. Diskriminierte Gruppen bekommen nicht die Gelegenheit, ihr Anderssein zu leben; sie bekommen einen Trainingsplan. Bürger bekommen nicht die Gelegenheit, Entscheidungen zu beeinflussen, die ihr Leben betreffen; sie bekommen eine Achtsamkeitssitzung. Derweil werden Ungleichheit, Diskriminierung und Autoritarismus als Probleme betrachtet, die zu groß sind, um sie frontal anzugehen. Stattdessen konzentrieren sich politische Ambitionen kurzsichtig auf die Steigerung des Wohlbefindens.

Die Sorge um die Verbesserung von Gesundheit und Glück ist nicht unwidersprochen geblieben. Dieser Widerspruch hat neue Formen dessen geschaffen, was Peter Fleming »post-recognitional politics«[5] nennt. Das sind politische Bewegungen, die Autoritäten herausfordern, indem sie aussteigen. Die Kranken verziehen sich ins Bett, Fett-Freunde befreien sich von der Badezimmerwaage, und Barebackers weigern sich, ihren HIV-Status zu testen. Sie alle versuchen, befreit vom Wellness-Befehl, die Welt anders zu erfahren. Dies kann neue Räume eröffnen, aber dabei werden diese anti-biomoralischen Militanten oft noch enger an ihre Körperobsessionen gebunden.

Das Schicksal dieser Fluchtversuche erinnert uns daran, dass es nicht leicht ist, einen Weg aus dem Wellness-Syndrom zu finden. Aber ein Anfang wäre es schon, nicht ständig auf den Körper zu hören, die Fixierung auf Gesundheit und Glück aufzugeben und die Illusion grenzenlosen Humanpotentials zu verabschieden. Wir könnten unsere Körper für einen Moment vergessen, aufhören, dem Glück nachzujagen, und erkennen, dass wir als menschliche Wesen nicht bloß durch unser Potential, gesund und glücklich zu sein, definiert sind. Wohlsein ist nicht immer eine Frage der Wahl.

Um uns aus den Klauen der Wellness zu befreien, sollten wir anerkennen, dass wir als Menschen nicht ausschließlich von unseren Potentialen bestimmt sind, sondern auch durch unsere Ohnmacht. Und das ist nichts, dessen man sich schämen müsste. Wenn wir unsere Machtlosigkeit akzeptieren, vermögen wir zu sehen, dass wir auf die eine oder andere Weise immer scheitern. Was die meisten wichtigen Dinge im Leben lohnenswert macht, das sind die unvermeidlichen Fehler und der Schmerz, den sie zur Folge haben. Die Wahrheit macht uns oft elend. Politische Aktionen bringen vielleicht Bedrohungen und Gefahren mit sich. Schönheit ist oft durchdrungen von Trauer. Liebe zerfällt gewöhnlich. All diese Dinge mögen verletzen, aber nicht mehr, was Zadie Smith zu bedenken gibt, als sie wert sind.

»Warum würde irgendjemand so einen verrückten Deal akzeptieren?«, fragt Smith. »Sicher, wenn wir geistig gesund und realistisch wären, würden wir immer das Vergnügen der Freude vorziehen, wie es Tiere klugerweise tun. Das Ende eines Vergnügens fügt schließlich niemandem großen Schaden zu und kann immer durch etwas mehr oder weniger Gleichwertiges ersetzt werden.«[6] Das wirklich Verrückte und Unvernünftige, würden wir argumentieren, ist, sich nur mit Vergnügen abzufinden und immer wieder danach zu suchen. Klar, dies minimiert die Unannehmlichkeiten des Unwohlseins und optimiert unsere Glücksindikatoren. Und ja, dies mag weniger Schmerz bedeuten, aber es führt uns auch in die Isolation. Anstatt ständig bei unserer eigenen Krankheit zu verweilen, sollten wir vielmehr die Krankheit der Welt wahrnehmen und entsprechend handeln.

Anmerkungen

Einführung

1. Hervé Juvin, The Coming of the Body (London 2010), S. 34 (frz.: L'Avènement du corps, Paris 2006)
2. Dazu gehören: Duke, Texas A&M, Quinnipac, Loyola, North Dakota, North Carolina, East Carolina, UC Davis, Seattle, Clemson, Syracuse, American, Denver und Southern Florida.
3. Lancey Rose, »The best places to go to prison«, *Forbes*, 25. Mai 2006
4. Jonathan M. Metzl / Anna Kirkland (Hrsg.), Anti-Körper: Wie Gesundheit zur neuen Moral wurde (Wiesbaden 2013), S. 2
5. Lauren Berlant, »Riskante Dicke: Über Fettleibigkeit, Essen und die Ambiguität von ›Gesundheit‹« in: Metzl / Kirkland, a.a.O., S. 26
6. Zit. nach Berlant, S. 26
7. Will Davies, »The political economy of unhappiness«, *New Left Review*, 71 (2011), S. 65
8. Alenka Zupančič, Der Geist der Komödie, (Berlin 2014), S. 11 f.
9. Slavoj Žižek, Auf verlorenem Posten, (Frankfurt 2009), S. 92
10. Renata Salecl, Die Tyrannei der Freiheit, (München 2014), S.15
11. Kim Severson, Spoonfed: How Eight Cooks Saved My Life, (New York 2010)

12. Pascal Bruckner, Verdammt zum Glück: der Fluch der Moderne, (Berlin 2002), S. 64

13. Carl Elliott, Better Than Well: American Medicine Meets the American Dream, (New York 2003), S. 30

14. a.a.O., S. 34

15. Simon Critchley, Unendlich fordernd: Ethik der Verpflichtung, Politik des Widerstands, (Berlin 2008), S. 10 f.

1. Der perfekte Mensch

1. Christopher Lasch, Das Zeitalter des Narzissmus, (München 1986), S.23

2. »Pursuit of Happiness radio show couple found dead in New York«, *Guardian*, 7. Juni 2013

3. Taffy Brodesser-Akner, »The merchant of just be happy«, *New York Times*, 28. Dezember 2013

4. Arlie Russell Hochschild, The Outsourced Self: Intimate Life in Market Times, (New York 2012), S. 219 ff.

5. Marie Myung-Ok Lee, »Want to be a better worker? Please consult this horse«, *The Atlantic*, 2. September 2011

6. Brodesser-Akner, a.a.O.

7. Spencer Jones, »Should a life coach have a life first?«, *New York Times*, 27. Januar 2012

8. Eve Tahmichioglu, »Coaches wanted in the game of life«, *New York Times*, 12. Januar 2008

9. Brodesser-Akner, a.a.O.

10. Arlie Russell Hochschild, »The outsourced life«, *New York Times*, 5. Mai 2012

11. Salecl, Die Tyrannei der Freiheit, (München 2014), S. 51

12. Salacel, a.a.O., S. 52

13. Lasch, a.a.O., S.254

14. Slavoj Žižek, Die Tücke des Objekts, (Frankfurt 2001), S. 512 f.
15. Žižek, a.a.O., S.513
16. Luc Boltanski / Eve Chiapello, Der neue Geist des Kapitalismus (Konstanz 2003)
17. Andrew Ross, No Collar: The Humane Workplace and Its Hidden Costs (Philadelphia 2003)
18. http://positivesharing.com/2006/10/10-seeeeeriously-cool workplaces/.
19. Micha Solomon, »The hazards of hiring like Zappos«, *Forbes*, 5. März 2014
20. Ivor Southwood, Non-Stop Inertia, (Alresford 2011)
21. a.a.O., S. 1
22. a.a.O., S. 3
23. R. Salecl, Die Tyrannei der Freiheit, S. 23
24. Chang-Meng Tan, Search Inside Yourself. Das etwas andere Glücks-Coaching, (München 2012)
25. Catlin Kelly, »O.K. google, Take a deep breath«, *New York Times*, 28. April 2012
26. a.a.O., S. 62
27. Julie Watson, Marine Corps study how mindfulness meditation can affect troops«, *Huffington Post*, 19. Januar 2013
28. Ron Purser / David Loy, »Beyond McMindfulness«, *Huffington Post* 7. Januar 2013
29. Ben Goldacre, Die Wissenschaftslüge, (Frankfurt 2010)
30. Purser / Loy, a.a.O.
31. Karl E. Weick / Ted Putnam, »Organizing for mindfulness: Eastern wisdom and Western knowledge«, *Journal of Management Inquiry*, 15 (3), 2006, S. 280
32. Juvin, a.a.O., S. XII
33. A. G. Sultzberger, »Hospitals shift smoking ban to smoker bans«, *New York Times* (10. Februar 2011)

34. Robert Proctor, Blitzkrieg gegen den Krebs: Gesundheit und Propaganda im Dritten Reich, (Stuttgart 2002), S. 199

35. Lawrence O. Gostin, »Global Regulatory Strategies for Tobacco Control«, (*Georgetown Law Faculty Publications*, Washington 2007, Paper 481)

36. Joanne Brewis / Christopher Grey, »The regulation of smoking at work«, *Human Relations* 61 (7), 2008, S. 965 ff.

37. Chantal Mouffe, Über das Politische, (Frankfurt 2007), S. 5

38. R. Salecl, a.a.O., S. 79

39. R. Salecl, a.a.O., S. 80

2. Der Gesundheitsbasar

1. Richard Klein, Schöne fette Welt. Eat Fat oder Lob der Fülle, (München 1997), S. 36

2. Alexandra Michel, »Transcending socialization: A nine-year ethnography of the body's role in organizational control and knowledge workers' transformation«, (*Administrative Science Quarterly*, 56 (3), 2011, S. 339)

3. a.a.O.

4. a.a.O.

5. a.a.O., S. 341

6. a.a.O., S. 342 f.

7. a.a.O., S. 354

8. Jonathan Crary, 24/7: Schlaflos im Spätkapitalismus, (Berlin 2014)

9. Jim Loehr / Tony Schwartz, »The making of a corporate athlete«, (*Harvard Business Review* 79 (1), 2011, S. 120 ff.)

10. a.a.O., S. 122

11. a.a.O., S. 128

12. Soeren Matteke / Hangsheng Liu / John Caloyeras u.a., Workplace Wellness Programs Study: Final Report, (Santa Monica 2013)
13. Olga Khazan, »Employers tell workers to get a move on«, (*Los Angeles Times*, 15. Mai 2011)
14. World Economic Forum, *Working Towards Wellness* (2007)
15. Olga Khazan, »Health begins at work«, (*The Atlantic*, 13. November 2013)
16. Nilofer Merchant, »Sitting is the smoking of our generation«, (*Huffington Post*, 18. Januar 2013)
17. Kate Brateskier, »Walking meetings: Why you should schedule a conference on the move«, (*Huffington Post*, 24. Juni 2013)
18. Peter Bowes, »Treadmill desks: How practical are they?«, (*BBC News Magazine*, 30. Januar 2013)
19. James Hamblin, »The electricity generating bicycle-desk that would power the world«, (*The Atlantic*, 7. Januar 2014)
20. Matteke u. a., a.a.O.
21. Jill R. Horwitz / Brenna D. Kelly / John DiNardo, »Wellness incentives in the workplace: Cost savings through cost shifting to unhealthy workers«, (*Health Affairs*, 32 (3), 2013, S. 468 ff.)
22. Mikael Holmqvist / Christian Maravelias, Managing Healthy Organizations: Worksite Health Promotion and the New Self-Management Paradigm, (London 2010), S. 79
23. a.a.O., S. 80
24. Christian Maravelias / Torklid Thanem / Mikael Holmqvist, »March meets Marx: The politics of exploitation and exploration in the management of life and labour«, (*Research in the Sociology of Organizations*, 37, 2013, S. 144)
25. Holmqvist / Maravelias, Managing Healthy Organizations, a.a.O., S. 118

26. Zygmunt Bauman, Flüchtige Moderne, (Frankfurt 2003), S. 95

27. a.a.O.

28. Tina Rosenberg, »A big church: A small group health solution«, (*New York Times*, 10. November 2011)

29. a.a.O.

30. Michael Mosley / Mimi Spencer, The Fast Diet: 5 Tage essen, 2 Tage fasten, (München 2014)

31. Bryan S. Turner, »The government of the body: Medical regimens and the rationalization of diet«, (*British Journal of Sociology*, 33 (2), 1982, S. 254 ff.)

32. a.a.O., S. 265

33. a.a.O., S. 268

34. Sandra Lee Bartky, Femininity and Domination: Studies in the Phenomenology of Oppression, (London 1990)

35. Cressida J. Heyes, »Foucault goes to the Weight Watchers«, (*Hypatia*, 21 (2), 2006, S. 133)

36. David Vise / Mark Malseed, Die Google Story, (Hamburg 2006), S. 190

37. a.a.O., S. 192

38. Nanna Mik-Meyer, »Managing fat bodies: Identity regulation between public and private domains«, (*Critical Social Studies*, 10 (2), 2008, S. 28)

39. Nanna Mik-Meyer, »The imagined psychology of being overweight in a weight loss program«, in: Jaber F. Gubrium / Margaretha Järvinen (Hrsg.), Turning Troubles into Problems: Clientization in Human Services, (Abingdon 2013)

40. Nanna Mik-Meyer, a.a.O., S. 29

41. Holmqvist / Maravelias, a.a.O., S. 113

42. a.a.O., S. 80

43. Nikolas Rose, The Politics of Life Itself, (Princeton NJ, 2006), S. 6

44. Torkild Thanem, »I'll have a burger, but a healthier burger: Bio-Politics and dynamics micro-assemblages of bio-

political struggle in workplace health promotion«, Vortrag gehalten auf dem Jahrestreffen der Academy of Management, Montreal 2010, S. 18

45. Julie Guthman, »Teaching the politics of obseity: Insights into neoliberal embodiment and contemporary politics«, (*Antipode* 41 (5), 2009, S. 1117)
46. Carol Sternhell, »You'll always be fat, but fat can be fit«, (*Ms Magazine*, April 1985, S. 62)
47. Steve Myall, »The real secret to weightloss success is keeping it simple«, (*Mirror*, 18. Februar 2013)
48. Zygmunt Bauman, a.a.O., S. 82
49. John Germov / Lauren Williams, »Dieting women: Self surveillance and the body panopticon« in: Jeffery Sobel / Donna Maura (Hrsg.), Weighty Issues: Fatness and Thiness as Social Problems, (Hawthorne NY, 1999, S. 122)
50. Janneke Harting / Patricia van Assema / Nanne K. de Vries, »›Patients‹ opinions on health counseling in the Hartslag Limburg cardiovascular prevention project: Perceived quality, satisfaction, and normative concerns«, (Patient Education and Counseling 61 (6), 2006, S. 142 ff.
51. Christopher Dewberry / Jane M. Ussher, »Restraint and perception of body weight among British adults«, (*The Journal of Social Psychology*, 134 (5), 2001, S. 609 ff.)
52. A. S. Chamove / P.A.M. Graham / C.M. Wallis, »Guilt and obsessive-compulsive traits in female dieters« (*Journal of Human Nutrition and Dietetics*, 4 (2), 1991, S. 113 ff.)
53. Sigmund Freud, Das Unbehagen in der Kultur, (Stuttgart 2010), S. 77
54. a.a.O., 79
55. Jason Glynos, »Self-transgressive enjoyment as a freedom fetter«, (*Political Studies*, 56 (3), 2008, S. 679 ff.)
56. Pascal Bruckner, The Tyranny of Guilt: An Essay on Western Masochism, (Princeton, NY, 2010)
57. Philip Mirowski, Never Let a Serious Crisis Go to Waste, (London 2013)

58. James Delingpole, »A conspiracy against chavs? Count me in«, (*The Times*, 13. April 2006)

59. Owen Jones, »Posh people are not a persecuted minority«, Verso blog, 1. Juni 2011

60. Owen Jones, Prolls: Die Dämonisierung der Arbeiterklasse, (Mainz 2012)

61. Beverley Skeggs, »The making of class and gender through visualizing moral subject formation«, (*Sociology*, 39 (5), 2005, S. 965)

62. Germaine Greer, »Long live the Essex girl«, (*Guardian*, 5. März 2001)

63. B. Skeggs, a.a.O., S. 967

64. a.a.O., S. 974

65. Tim Ross, »Minister: Poor families are likely to be obese«, (*The Daily Telegraph*, 22. Januar 2013)

66. Imogen Tyler, »Chav mum, chav scum: Class disgust in contemporary Britain«, (*Feminist Media Studies*, 8 (1), 2008, S. 17 ff.)

67. George Orwell, Der Weg nach Wigan Pier, (Zürich 1982), S. 125

68. Stephanie Lawler, »Disgusted subjects: The making of middle-class identities«, (*The Sociological Review* 53 (3), 2005, S. 430)

69. David Hume, Traktat über die menschliche Natur, (Berlin 2004), S. 419

70. Jonathan Haidt, »The emotional dog and its rational tail: A social intuitionist approach to moral judgement«, (*Psychological Review* 108 (4), 2001, S. 814 ff.)

71. Jonathan Haidt / Silvia Helena Koller / Maria G. Dias, »Affect, culture, and morality, or is it wrong to eat your dog?«, (*Journal of Personality and Social Psychology*, 65 (4), 1993, S. 617)

72. Ange-Marie Hancock, The Politics of Disgust: The Public Identity of the Welfare Queen, (New York 2004)

73. Mary Douglas, Reinheit und Gefährdung: eine Studie zu Vorstellungen von Reinheit und Tabu, (Berlin 1985)
74. Giles Hattersley, »We kow what food the kids like, and it's not polenta«, (*Sunday Times*, 24. September 2006)
75. Megan Warin, »Foucault's progeny: Jamie Oliver and the art of governing obseity«, (*Social Theory and Health*, 9 (1), 2011, S. 24)
76. Laurie Ouellette / James Hay, »Makeover television, governmentality and the Good Citizen«, (*Continuum: Journal of Media and Cultural Studies*, 22 (4), 2008, S. 6)
77. Joanne Hollows / Steve Jones, »At least he's doing something: Moral entrepreneurship and individual responsibility in *Jamie's Ministry of Food*«, (*European Journal of Cultural Studies*, 13 (3), 2010, S. 307 ff.)
78. Megan Warin, a.a.O.

3. Die Glücksdoktrin

1. Martin E. P. Seligman, Der Glücks-Faktor. Warum Optimisten länger leben (Köln 2003), S. 11
2. Zitate von Zig Ziglar unter www.quoteswise.com.
3. Barbara Ehrenreich, Smile or Die: Wie die Ideologie des positiven Denkens die Welt verdummt, (München 2010)
4. a.a.O., S. 88
5. a.a.O., S. 105
6. Norman Vincent Peale, Die Kraft positiven Denkens, (Zürich 1988)
7. a.a.O., S. 8
8. Napoleon Hill / W. Clement Stone, Erfolg durch positives Denken, (München 2005)
9. a.a.O., S. 13

10. Ivan Robertson / Cary L. Cooper, Well-being: Productivity and Happiness at Work, (New York 2011), S. 4
11. Zig Ziglar, See You at the Top, (Gretna 1975), S. 52
12. Deepak Chopra, Die sieben Schlüssel zum Glück, (München 2010), S. 49
13. Russ Harriss, The Happiness Trap: How to Stop Struggling and Starting Living, (Boston 2007)
14. Nicola Phoenix, Reclaiming Happiness: 8 Strategies for an Authentic Life and Greater Peace, (Forres 2011), S. 10
15. a.a.O.
16. Thomas Bien, Buddhas Glücksgeheimnis, (München 2012), S. 34
17. Veronica Ray, Choosing Happiness: Neuer Mut zum Glücklichsein, (München 1993), S. 22
18. Seligman, a.a.O., S. 164
19. Eric G. Wilson, Unglücklich glücklich, (Stuttgart 2009), S. 36
20. a.a.O., S. 39
21. Seligman, a.a.O., S. 26
22. Seligman, a.a.O., S. 214
23. Ehrenreich, a.a.O., S. 176
24. a.a.O., S. 180
25. a.a.O., S. 181 f.
26. Zitiert in Matthew Stewart, »The management myth«, *Atlantic Monthly* (Juni 2006), S. 81
27. a.a.O.
28. Shawn Achor, The Happiness Advantage: The Seven Principles of Positive Psychology That Fuel Success and Performance at Work, (New York 2004), S. 4
29. a.a.O.
30. Gerald E. Ledford, »Happiness and productivity revisited«, *Journal of Organizational Behavior* (20 (1), 1999, S. 26)
31. a.a.O., S. 27

32. Daniel Kahnemann / Alan B. Krueger, »Developments in the measurement of subjective well-being«, *Journal of Economic Perspectives* 20 (1), 1999, S. 26

33. Sigmund Freud, »Eine Schwierigkeit der Psychoanalyse«, Gesammelte Werke, Band XII, S. 9

34. Giorgio Agamben, Profanierungen (Frankfurt 2005), S. 48

35. Pascal Bruckner, Verdammt zum Glück, S. 130

36. Rede des Premierministers über das nationale Wohlbefinden am 25. November 2010: gov.uk/government/speeches/pm-speech-on-wellbeing

37. Philip Brickman / Dan Coates / Ronnie Janoff-Bulman, »Lottery winners and accident victims: Is happiness relative?«, *Journal of Personality and Social Psychology* (36 (8), 1978, S. 917 ff.)

38. a.a.O., S. 925

39. Personal Well-being in the UK, 2011/12 and 2012/13: ons.gov.uk/rel/wellbeing/measuring-national-well-being/personal-well-being-in-the-uk-2012-13/sty-personal-well-being-in-the-uk.html/

40. »ONS well-being report reveals UK's happiness ratings«, BBC 24. Juli 2012. bbc.co.uk./news/uk-politics-18966729

41. Tracy McVeigh, »David Cameron measuring ›wrong type of happiness‹«, *Guardian*, 10. April 2011

42. a.a.O.

43. Rhonda Byrne, The Secret – das Geheimnis (München 2007)

44. a.a.O.

45. a.a.O.

46. Catherine Bennett, »Only an idiot could take The Secret seriously. Yet Cameron seems to be following its tips to the letter«, *Guardian*, 26. April 2007

47. Byrne, a.a.O.

48. Ehrenreich, a.a. O., S. 17

49. Zitiert in Victoria Moore, »It's become the fastest-selling self-help book ever, but The Secret doing more harm than good?«, *The Daily Mail*, 26. April 2007

50. Pascal Bruckner, Verdammt zum Glück, S. 11

51. a.a.O., S. 27

52. a.a.O., S. 25

53. Zupančič, Der Geist der Komödie, S.75

54. Pierre Bourdieu, The Social Structures of the Economy, (Cambridge 2005), S. 185

55. Lauren Berlant, Cruel Optimism, (Durham NY 2011)

56. Terry Eagleton, »What would Rousseau make of our selfish age?«, *Guardian* 27. Juni 2012

57. Zitiert in Simon Critchley, »Happy like God«, *The New York Times*, 25. Mai 2009

58. Robert Nozick, Anarchie, Staat, Utopia, (New York 1974)

59. Pascal Bruckner, Verdammt zum Glück, S. 44

60. Dieses Beispiel stammt aus Bruckners Buch, S. 133

61. Mark Fisher, Kapitalistischer Realismus ohne Alternative?, (Hamburg 2013)

62. David Gritten, »Shame: Steve McQueen interview«, *The Telegraph* 14. Januar 2012

63. Slavoj Žižek, Parallaxe, (Frankfurt 2006), S. 417

64. a.a.O., S. 418

4. Das gewählte Leben

1. Harry Freedman, »Tips to help you stay positive while jobhunting«, *Guardian* 24. Mai 2013

2. John Domokos, »Jobcentres ›tricking‹ people out of benefits to cut costs, says whistleblower«, *Guardian*, 1. April 2011

3. a.a.O.

4. John Domokos, »Government admits Jobcentres set targets to take away benefits«, *Guardian*, 8. April 2011

5. Patrick Wintour / John Domokos, »Leaked Jobcentre newsletter urges staff to improve on sanction targets«, *Guardian*, 25. März 2013

6. John Domokos / Patrick Wintour, »Jobcentre ›scorecard‹ shows how areas are performing on stopping benefits«, *Guardian*, 28. März 2013

7. Domokos, s. Fn. 2

8. Ofer Sharone, Flawed System, Flawed Self: Job Searching and Unemployment Experiences (Chicago 2014), S. 27

9. Ronald W. McQuaid / Colin Lindsay, »The concept of employability«, *Urban Studies* 42 (2), 2005, S. 197 ff.

10. a.a.O.

11. Jamie Peck / Nikolas Theodore, »Beyond ›employability‹«, *Cambridge Journal of Economics*, 24 (6), 2000, S. 197 ff.

12. »From welfare to workfare«, *The Economist*, 27. Juli 2006

13. Conor Burns, »Margaret Thatcher's greatest achievement: New Labour«, 11. April 2008 (conservativehome.blogs.com/centreright/2008/04/making-history)

14. Sharone, a.a.O., S. 39

15. Duncan Mathison / Martha I. Finney, Unlock the Hidden Job Market (Upper Saddle River NJ 2010), S. 150

16. a.a.O.

17. a.a.O.

18. Sharone, a.a.O., S. 71

19. Andrew Ross, Nice Work If You Can Get It, (New York 2010), S. 6

20. a.a.O., S. 5

21. Ivor Southwood, Non-Stop Inertia, S. 59

22. Lucy Tobin, »Job hunting: Forget a CV, you need the X factor«, *Guardian*, 11. Dezember 2011

23. Eigil Söderin, »Välkommen till autionsamhället«, *ETC*, 1. November 2011

24. Malcolm Gladwell, »The talent myth«, *The New Yorker*, 22. Juli 2002

25. Klint Finley, »The quantified man: How an obsolete tech guy rebuilt himself for the future«, *Wired Magazine*, 22. Februar 2013

26. a.a.O.

27. Gary Wolf: http://quantifiedself.com/

28. »Counting every moment«, *The Economist*, 3. März 2012

29. April Dembosky, »Invasion of the body hackers«, *Financial Times*, 10. Juni 2011

30. a.a.O.

31. Philip Mirowski, Never Let a Serious Crisis Go to Waste, (London 2014), S. 105

32. a.a.O., S. 108

33. David Asprey, »How self-tracking can up-grade your brain and body«, *Narrative*: http://blog.getnarrative.com/2013/04/how-self-tracking-can-upgrade-your-brain-and-body/

34. Timothy Ferriss, Die 4-Stunden-Woche: Mehr Zeit, mehr Geld, mehr Leben, (Berlin 2011)

35. Steven Poole, »Why the cult of hard work is counter-productive«, *The New Statesman*, 11. Dezember 2013

36. a.a.O.

37. Evgeny Morozov, Smarte neue Welt: Digitale Technik und die Freiheit des Menschen, (München 2013), S. 453

38. David Oakley, »Hedge funds turn to psychology software to revolutionise trading«, *Financial Times*, 15. September 2013

39. Gilles Deleuze, Unterhandlungen 1972-1990, (Frankfurt 1993), S. 254 ff.

40. Mark Moschel, »The beginner's guide to quantified self (plus, a list of the best personal data tools out there«: http://technori.com/2013/04/4281

41. Nikil Saval, »The secret history of life-hacking«, *Pacific Standard*, 22. April 2014

42. Klint Finley, a.a.O.

43. Jonathan Crary, 24/7, S. 44

44. Susie Nelson, »When a relationship becomes a game«, *The Atlantic*, 8. August 2013

45. Jemima Kiss, »Turn chores into a game, with EpicWin«, *Guardian*, 23. August 2010

46. Noam Chomsky, »The Case Against B. F. Skinner«, *The New York Review of Books*, 30. Dezember 1971. (Siehe auch auf YouTube: Noam Chomsky vs B. F. Skinner)

47. Zitiert in David H. Freedman, »The perfected self«, *The Atlantic*, 21. Mai 2012

48. a.a.O.

49. Alice E. Marwick, »Your data are being deeply mined«, *The New York Review of Books*, 9. Januar 2014

50. Marc Augé, Nicht-Orte, (München 2010)

51. Andrew Ross, »A capitalist's dream«, *London Review of Books*, 19. Mai 2011

52. Ofer Sharone, »Constructing unemployed job seekers as professional workers: The depoliticizing work-game of job searching«, *Qualitative Sociology*, 30 (4), 2007, S. 412

53. Don Peck, »They're watching you at work«, *The Atlantic*, 20. November 2013

54. Zygmunt Bauman, »The self in a consumer society«, *The Hedgehog Review*, 1 (1), 1999, S. 40

5. Wellness, lebe wohl

1. Karl ove Knausgård, Lieben, (München 2012), S. 756
2. Rob Lucas, »Dreaming in code«, *New Left Review*, 62 (2010), S. 128
3. Susan Sontag, Krankheit als Metapher, (Frankfurt 1996), S. 39
4. a.a.O., S. 40
5. Lucy Phillips, »British staff far too busy for sick leave«, *CIPD*, 25. September 2008
6. Chris Land / Scott Taylor, »Surf's up: Work, life, balance and brand in a new age capitalist organization«, *Sociology* 44 (3), 2010, S. 395 ff.
7. Sontag, a.a.O., S. 56
8. a.a.O.
9. a.a.O., S. 56 f.
10. Barbara Ehrenreich, »Smile! You've got cancer«, *Guardian*, 2. Januar 2010
11. James Nye, »The weird world of a Heart Attack Grill girl«, *Daily Mail*, 16. Oktober 2013
12. Richard Klein, a.a.O., S. 36 f.
13. Irmgard Tischner, Fat Lives, (London / New York 2012)
14. Anne Kirkland, »Think of a hippopotamus: Rights consciousness in the Fat Acceptance movement«, *Law and Society Review*, 42 (2), 2008, S. 397 ff.
15. a.a.O., S. 413
16. Richard Klein, a.a.O., S. 40
17. Tim Dean, Unlimited Intimacy: Reflections on the Subculture of Barebacking (Chicago 2009), S. 45
18. a.a.O., S. 19
19. a.a.O., S. 66

Schluss

1. Pascal Bruckner, Verdammt zum Glück, (Berlin 2001), S. 216
2. Zadie Smith, »Joy«, *The New Review of Books*, 10. Januar 2013
3. Martha de Lacey, »Forget the gym, try a four-hour-rave before work: Could teetotal clubbing befor breakfast be the kick-start your day needs?«, *The Daily Mail*, 1. August 2013
4. Martha de Lacey, »Rave yourself fit! The aerobics dance class with a live DJ and plenty of glo-sticks«, *The Daily Mail,* 27. August 2013
5. Peter Fleming, Resisting Work: The Corporization of Life and Its Discontents, (Philadelphia 2014)
6. Smith, a.a.O.